T0267429

Terapia para uno mismo

Terapia para uno mismo

Del deseo a la acción:
42 kriyas de Kundalini Yoga
y 11 con gong

Vikrampal

VERGARA

El papel utilizado para la impresión de este libro ha sido fabricado a partir de madera procedente de bosques y plantaciones gestionadas con los más altos estándares ambientales, garantizando una explotación de los recursos sostenible con el medio ambiente y beneficiosa para las personas.

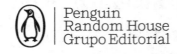

Penguin
Random House
Grupo Editorial

Terapia para uno mismo
Del deseo a la acción: 42 kriyas de Kundalini Yoga y 11 con gong

Primera edición en España: mayo, 2023
Primera edición en México: mayo, 2024

D. R. © 2023, Vikrampal

D. R. © 2023, Penguin Random House Grupo Editorial, S. A. U.
Travessera de Gràcia, 47-49, 08021, Barcelona

D. R. © 2024, derechos de edición mundiales en lengua castellana:
Penguin Random House Grupo Editorial, S. A. de C. V.
Blvd. Miguel de Cervantes Saavedra núm. 301, 1er piso,
colonia Granada, alcaldía Miguel Hidalgo, C. P. 11520,
Ciudad de México

penguinlibros.com

D. R. © 2023, Nazareth Castellanos, por el prólogo
D. R. © 2023, Ramon Lanza, por los dibujos del interior

ISBN: 978-607-384-222-8

Impreso en México – *Printed in Mexico*

Índice

PRIMERA PARTE
PRÁCTICAS DE KUNDALINI YOGA

SEGUNDA PARTE
KRIYAS DE KUNDALINI YOGA CON GONG

PRÓLOGO

Llevo más de veinte años investigando en diferentes universidades cómo es el cerebro. Durante más de una década, he estudiado cómo se deteriora el cerebro de personas que padecen la enfermedad de Alzheimer. Poco a poco, sus cerebros se van atrofiando, se van perdiendo las conexiones cerebrales que permiten el acceso a la memoria. Hace diez años decidí dar un cambio al rumbo de mis investigaciones y empecé a estudiar cómo se transforma el cerebro de una persona cuando practica la meditación y cuando cultiva la relación con su cuerpo. En mis experimentos actuales observo cómo distintas partes del cerebro crecen cuando meditamos, y cómo se generan nuevas conexiones neuronales cuando nos movemos guiados por técnicas como el yoga, por ejemplo.

El campo de la neurociencia de la meditación nació en la Universidad de Harvard en el año 1973; desde entonces el número de publicaciones científicas ha crecido exponencialmente y hoy las universidades más prestigiosas del mundo cuentan con departamentos dedicados a la investigación académica de la meditación. Yo trabajo en la cátedra extraordinaria de Mindfulness y Ciencias Cognitivas de la Universidad Complutense de Madrid.

La neurociencia de la meditación ha aportado evidencias científicas al saber de tradiciones milenarias. Los experimentos de neuroimagen han permitido conocer los mecanismos neuronales de la atención. Asimismo, diversos estudios han mostrado que, cuando practicamos meditación, se observa un incremento en una zona conocida como la «corteza prefrontal dorsolateral». Es decir, esta área aumenta en tamaño y función. El resultado fue acogido con gran admiración por la comunidad científica, ya que esta zona tiene una importancia fundamental para el ser humano. La corteza frontal es la zona más involucrada en la gestión del comportamiento humano, en la toma de decisiones y en la planificación de nuestra conducta. Por tanto, la meditación beneficia a una de las áreas del cerebro más importantes. Se ha observado que el cerebro comienza a cambiar a las pocas semanas de empezar a meditar, no se requiere llevar una vía ascética o dedicar largas horas a la meditación. La guía que nos presenta Vikrampal supone un acercamiento a la práctica que, por su rigurosidad y sencillez expositiva cumple los protocolos que se siguen en cualquier experimento científico utilizado para medir los cambios del cerebro durante la meditación.

Por otra parte, la conciencia corporal y la gestión del movimiento mediante técnicas como el yoga también tienen un impacto en el cerebro. El sentido de la propiocepción es el que informa al cerebro de cómo está nuestro cuerpo, de manera que las neuronas interpretan el cuerpo para dar sentido a nuestro estado de ánimo. La postura afecta a la cognición, altera la atención, la memoria y la vitalidad. Se ha demostrado que practicar yoga mejora la comunicación entre ambos hemisferios cerebrales, potencia la generación de ondas alfa imprescindibles para el control de la atención, y reorganiza en el cerebro una zona llamada «ínsula», la parte más involucrada en la idea de uno mismo. Experimentos recientes han concluido que las terapias o intervenciones psicológicas tienen mejores resultados cuando se complementan con la práctica del yoga. En este libro podemos encontrar una detallada información que nos ayuda a practicar y aprender posturas de Kundalini Yoga, que ya han sido evaluadas como beneficiosas en el contexto científico.

Como científica experta en el estudio de la transformación cerebral que produce la meditación y las prácticas corporales, aconsejo la guía de Vikrampal. Es un libro escrito de forma rigurosa, pero sobre todo quiero resaltar la intención honesta de Vikrampal de acompañar en el crecimiento personal guiándonos en un camino que él ya ha recorrido.

NAZARETH CASTELLANOS

NIVELES DE CONCIENCIA

Amarás a tu prójimo como a ti mismo.

MATEO 22: 37-39

¿Como sería tu vida si fueses libre?

Concentra tu atención en la respiración, observa cómo inspiras y espiras haz que tu respiración sea más larga, más suave y profunda. Ahora detén la lectura un instante y deja que llegue la respuesta. Conecta con la emoción que hayas sentido y luego continúa leyendo.

Estamos pasando astrológicamente de la era de piscis a la era de acuario. Esta es una era en la que los seres humanos trabajaremos más con nuestras mentes que con nuestros cuerpos.

Somos los protagonistas de este cambio de era en la historia de la humanidad. Al igual que hemos estudiado cómo la Revolución industrial transformó la sociedad a finales del siglo XIX, en unos años se hablará de cómo internet fue el vehículo para convertir una sociedad analógica en otra digital. Por lo tanto, somos testigos de la muerte de este modelo analógico y de cómo está naciendo una sociedad nueva. Son tiempos de gran agitación social y geopolítica, de enormes cambios tecnológicos y de avances increíbles en la medicina y la cirugía, de estrés, pasión y nuevas oportunidades.

Este cambio va más allá de lo social. Se trata de un cambio que conllevará un nuevo paradigma, en el que la colaboración sustituye a la competencia y la unión a la separación, en el que la ciencia se une con la espiritualidad. Todo está conectado. La física cuántica está demostrando que, como seres humanos, estamos vinculados con todo y con todos. En nuestro día a día asistimos a la transformación de nuestras relaciones sociales, de nuestra economía, de la forma en que pagamos, del clima, de nuestro estilo de vida... Y podemos constatar cómo, cada vez más, la tecnología afecta a nuestros hábitos. Esto está provocando que los niveles de estrés, ansiedad, depresión, miedo y consumo de ansiolíticos hayan alcanzado indicadores nunca vistos. Por desgracia, se refleja también en los índices de suicidios y problemas de salud mental.

¿Cómo podemos adaptarnos a un mundo que cambia tan rápidamente y que está tan polarizado? La respuesta tal vez pase por el desarrollo de nuestra conciencia individual. Por la capacidad de vivir en paz con nosotros mismos, de conectarnos con la naturaleza, de escuchar interna y externamente, de cooperar con todo y con quienes nos rodean, con el propósito de dejar atrás la lucha y la competencia como parte de nuestro pasado. Debería quedarnos claro que tenemos que pensar, sentir y actuar de manera diferente, y esto solo podremos conseguirlo si elevamos nuestro nivel de conciencia.

Los seres humanos nos movemos en una realidad que es el reflejo material de nuestro nivel de conciencia. Pensemos en el mundo como si fuera una gran lupa que amplía todo lo que, como individuos, somos conscientes de ser. Muchas personas caen en la trampa de querer cambiar el mundo y se frustran por ser incapaces de lograrlo. No se dan cuenta de que no hay que modificar «el espejo», sino que lo que hay que transformar son nuestras ideas, nuestros pensamientos, y entonces el cambio se manifestará en dicho espejo.

Podemos establecer tres niveles de conciencia:

1. ESTOY DORMIDO: modo víctima. Me quejo por todo y responsabilizo de lo que me pasa a los demás y a factores externos (políticos, económicos, sociales, culturales...). Mi ignorancia sobre cómo funciona la vida me provoca codicia y miedo. Trabajo muchas horas, gano poco, busco la seguridad de un empleo que no me gusta pero que me permite pagar los gastos, reclamo una vez al año que me suban el sueldo. Anhelo que llegue el fin de semana y las vacaciones, hago lo que hacen los demás y voy a los mismos sitios, imito a la multitud. Me conformo, en suma. Pienso en jubilarme con la esperanza de que me quede una buena pensión. Padezco

enfermedades o sufro accidentes. Estoy en un bucle de negatividad; no tengo dinero, nadie me quiere, la vida es un asco, debo luchar constantemente en mi trabajo, con mis hijos, con mi pareja, no me gusta mi trabajo... Carezco de conexión con la naturaleza y me enfrento a muchas dificultades. No me doy cuenta de que el miedo y el deseo controlan mi forma de pensar y, por tanto, mis acciones. Creo que el dinero es lo único que puede solucionar mis problemas y juego a los mismos números de la lotería, semana tras semana, con la esperanza inquebrantable de que algún día me tocará, y después de cada sorteo vuelvo a la cola para comprar más lotería. Las emociones me dominan. Ante todo, lo que hago es reaccionar. Las emociones controlan mi mente y mis acciones.

Recuerda: es muy fácil manipularte cuando estás en modo víctima.

2. ESTOY DESPIERTO: modo empoderado. Me hago responsable de mi vida. Confío en mi sabiduría personal. Me cuestiono. Me doy cuenta de que todo lo que hay en mi vida lo he creado yo. Mi situación actual es el resultado de unos pensamientos, de una acción que he realizado en el pasado. Soy consciente de que los problemas no están fuera, de que están en mí, en mi forma de ser o de relacionarme con la vida. Me comprometo con mi trabajo personal para atraer a mi vida lo que me merezco y cambio aquellos aspectos que me limitan.

Muero y renazco las veces que hagan falta para dejar de ser quien era. Llego a mis propias conclusiones. Dejo de jugar a la lotería y comienzo a detectar oportunidades de hacer dinero. Desarrollo la capacidad de tomar decisiones. Cuido mi cuerpo, mi alimentación, paso tiempo en la naturaleza. Tengo el hábito diario de la meditación. Me doy cuenta de que la vida consiste en una batalla entre el modo víctima y la iluminación, y ahora estoy en medio. Me libero del miedo y empiezo a perseguir mis sueños. Al tener control sobre mis emociones, gracias al desarrollo de la mente neutral puedo pensar antes de reaccionar.

3. ESTOY ILUMINADO: modo *co-creación*. Entiendo cuál es el sentido de mi vida y qué he venido a hacer. Confío en mi sabiduría interna. He tenido una visión y tengo muy claro cuál es mi misión y mi propósito. Yo mismo creo mi realidad. Mi vida es próspera en todos los aspectos. Mi actividad profesional está enfocada en desarrollar mi misión utilizando mis dones. Disfruto plenamente de la vida. Tengo conexión plena con las personas que me rodean, con el planeta y con el cosmos.

Para poder saber cuál es tu nivel de conciencia, te recomiendo que trabajes con estas grandes preguntas: ¿quién soy? ¿Cuál es el propósito de mi vida? ¿Cuál es mi misión? ¿De dónde venimos? ¿Cuál es nuestro origen? ¿Hacia dónde vamos?

Meditar no es otra cosa que un camino para encontrar respuestas. Lo que he descubierto meditando es que los seres humanos tenemos un propósito que es común para todos. Venimos aquí a aprender a amar, y no me refiero a amar a otra persona, que también, me refiero a amarnos a nosotros mismos. Todo empieza por amarse a uno mismo.

Una vez conseguido esto, el siguiente paso es conectar con nuestra misión. Nuestra misión tiene que ver con ayudar a los demás, con servir a la comunidad a través de nuestros dones y talentos. A partir de aquí, la vida fluye.

Cuando estoy en el momento presente todo lo que necesito saber ya lo sé, todo lo que necesito tener ya lo tengo, todo lo que necesito sentir ya lo siento.

SOMOS ENERGÍA

$$E = mc^2$$

ALBERT EINSTEIN

Todo en el universo está hecho de materia y energía. Seguramente has escuchado más de una vez estas afirmaciones: «somos energía», «somos vibración», «en el universo todo es vibración». ¿A qué se refiere? ¿De qué estamos hechos? ¿Qué nos hace seres humanos? ¿Sabías que los átomos que componen la vida en la tierra y que forman también nuestro cuerpo están en las huellas del Big Bang?

La materia está formada por átomos y moléculas (conjunto de átomos). La energía provoca que los átomos y las moléculas permanezcan en continuo movimiento, giran alrededor de sí mismas, vibrando y creando la vida. Es decir, un átomo tiene energía, tiene vibración.

Un grupo de átomos, en la sustancia química adecuada,

da lugar a una molécula. Si unimos varias moléculas, tendremos una célula. ¡Cada una de los 37,2 billones de células que poseemos tiene energía, tiene vibración!

Si volvemos a unir varias células en la sustancia química adecuada, se formará un tejido y, si unimos varios tejidos, tendremos un órgano. Cuando unimos varios órganos tenemos un sistema y cuando varios sistemas se combinan, bajo la inteligencia que dota la vida, tenemos un cuerpo, nuestro cuerpo. Y esta inteligencia que nos da la vida es la misma que creó el universo. Así pues, todo es energía, todo es vibración, todo está conectado.

Tus sistemas (nervioso, cardiovascular, digestivo, respiratorio, endocrino...), tus huesos, tus músculos, tus órganos, tus tejidos, tus células... ¡Todo! Absolutamente todo está formado por átomos que poseen partículas subatómicas que giran, vibran y que tienen energía.

Hace 13.700 millones de años, la energía se condensó en materia, principalmente en átomos de hidrógeno, que formaron grandes nubes de gas y dieron lugar a las nebulosas, a las galaxias, a las estrellas, a los sistemas solares, a los planetas.

Hidrógeno, nitrógeno, oxígeno y carbono son los componentes primigenios a partir de los cuales surgió la vida en nuestro planeta. Nuestro organismo está compuesto por los mismos elementos químicos que se encuentran en las nebulosas más distantes. La vida es una combinación de energía y bioelementos, y este es uno de los legados más importantes que me dejó Carl Sagan: «Cuando era adolescente y buscaba respuestas entendí que somos polvo de estrellas».

Repasando mi diario de adolescente encontré esto y quiero compartirlo contigo: «Cuando observo el cielo por la noche y veo la Vía Láctea, me siento parte de ella y sé que, a su vez, ella es parte de un cúmulo de galaxias. Estas son solo una pequeña parte del universo». En el diario describo cómo mis ojos se llenan de lágrimas de felicidad, lágrimas que surcan mi rostro, porque sé que soy parte del universo. Fui capaz de sentir que todo el universo estaba en mí y que los átomos que formaban mi cuerpo, hace miles de millones de años, viajaron por el espacio como polvo de estrellas y eso provocó que me sintiera conectado con la *fuente*.

Soy consciente de que no hay diferencia entre tú y yo, entre los animales y yo, entre los bosques y yo, entre los pájaros, las nubes... soy totalmente consciente de que todo es uno. Estamos formados por los mismos bioelementos, por los mismos átomos, que viajaron por el sistema solar para combinarse y hacer que hoy seamos lo que somos. Cuando muera, todo seguirá igual. Y cuando vuelva a nacer aquí o en otro planeta, en otro sistema o con otra forma que ni siquiera sé nombrar, seguiré siendo uno contigo, uno con el cosmos, uno con el creador.

SOMOS ENERGÍA, SOMOS VIBRACIÓN, SOMOS UNO

Si no eres capaz de fluir con la vida, tu energía se atasca y te quedas atrapado en el modo víctima. Los bloqueos pueden manifestarse en el cuerpo físico, en la mente, en el corazón o en la conexión con tu alma. Amar, perdonar y tener compasión son las herramientas que debes usar cuando tu energía se haya quedado atascada. No importa que sea por el dolor de una ruptura, un abuso sexual, un complejo de inferioridad, baja autoestima, vergüenza, necesidad de controlar a los demás, sentimiento de culpabilidad, orgullo.

Tienes que aprender a manejar la energía recordando que, allí donde pones tu atención, allí va tu energía. Y esta se expande. Para que tu energía vuelva a fluir y recuperes el equilibrio puedes practicar las meditaciones que te propongo; verás cómo tú mismo logras convertirte en tu propio terapeuta.

No olvides que estamos en la era de acuario. En la era de acuario vale lo que yo te diga, lo que alguien te cuente, lo que has visto en internet o lo que leas. Se trata de que tengas tu propia experiencia y de que dicha experiencia la lleves a tu corazón para poder transformar el conocimiento en sabiduría a través de la acción.

¡Ahora te toca experimentarlo!

¡Prepárate!

MEDITACIÓN PARA SENTIR EL CAMPO DE ENERGÍA

POSTURA: siéntate en postura fácil, con la columna recta. Los brazos tienen que estar pegados a los costados y los antebrazos doblados formando un ángulo de 30 grados hacia delante con las palmas frente a frente.

MUDRA: coloca las manos con los dedos separados formando una copa.

MIRADA: los ojos medio abiertos, concentrados en el espacio que hay entre las manos.

RESPIRACIÓN: inhala y exhala lento y profundo. A medida que respiras, siente la energía y cómo esta circula su flujo de una mano a otra.

TIEMPO: 11 minutos.

COMENTARIOS: esta meditación te da la habilidad de sentir y de ver tu campo de energía. Te puede hacer consciente del potencial de tu campo electromagnético, de los cuerpos sutiles y de tu cuerpo físico.

Si has hecho esta meditación, estás preparado para sacar el cien por cien a este libro.

MEDITAR PARA QUÉ

Mirad, el reino de Dios está dentro de vosotros.

LUCAS 17, 20

La meditación nos ayuda a conectarnos con el momento presente.

Para la neurociencia, la meditación nos permite instalar el «software neurológico» necesario para cambiar nuestra vida.

Es, además, un camino para transformar nuestro cuerpo, nuestro cerebro y establecer una conexión con nuestro ser.

Meditar es una tarea que requiere mucha práctica y disciplina, pero cuyos beneficios son extraordinarios y pueden hacerse patentes en muy poco tiempo; en ocasiones, el efecto es inmediato.

Poco a poco irás notando cómo mejora la capacidad de concentración, cómo se reduce el estrés, tienes mayor claridad mental, más flexibilidad, y algo muy importante: empezarás a dormir profundamente, a sentirte con más vitalidad y con ganas de vivir.

No se trata tanto de aprender a meditar como de aprender a vivir mejor incorporando el hábito de la meditación. Estamos saturados de información a través de internet y de las redes sociales. Necesitamos un espacio de desconexión del teléfono móvil y los dispositivos de los que dependemos, que cada vez son más numerosos. Todos precisamos de un espacio de quietud interior donde reposar de la agitación emocional y poner distancia a los estímulos externos que nos rodean.

Pensemos que soportamos altos niveles de estrés que se prolongan en el tiempo y algunas personas padecen de ansiedad, miedo y dificultades para conciliar el sueño. La meditación es un camino en nuestro despertar espiritual. Nos permite alinear nuestro cuerpo, mente y alma mediante la creación de un espacio de relajación en el cual podremos conectar con nuestro ser.

A través de ella logramos identificar los pensamientos negativos o autodestructivos. Fortalecemos nuestro cuerpo, aumentamos la energía, calmamos la mente y desarrollamos la intuición para reconocer lo que es real e importante para nosotros. Sin duda, esto mejora, de manera exponencial, nuestra calidad de vida.

La meditación nos da la oportunidad de ser más conscientes de nuestros pensamientos, las emociones y las sensaciones. Al practicar diariamente, lograremos mejorar nuestra conexión interna y con todo lo externo que nos rodea.

Podemos resumir en esta lista los beneficios de meditar diariamente:

- Mayor capacidad de concentración.
- Más claridad mental.
- Generación de pensamientos positivos.
- Control de tus emociones con mayor facilidad y eficacia: «Darme cuenta».
- Más equilibrio emocional y paz interior.
- Aumento de nuestra autoestima y autoconfianza.
- Establecimiento de un nexo entre pensamientos y emociones y entre el cuerpo y la mente.
- Mejora el sistema cardiaco y el respiratorio.
- Alivio del insomnio.
- Aumento de la flexibilidad.
- Sentimiento de unión con el infinito.
- Desarrollo del sentido del ser y de nuestra naturaleza interna.
- Potenciamos el sentimiento de amor universal.

Ten en cuenta que el objetivo final no es controlar la mente. La mayoría de las personas no se relacionan con su mente. Han oído que para meditar hay que dejar la mente en blanco, cosa que no consiguen porque ignoran que la mente no se puede dejar en blanco. La mente a) es autónoma, b) siempre está moviéndose, c) funciona mejor por contrastes día/noche, hombre/mujer, blanco/negro..., d) es tan material como el cuerpo, solo que más sutil, e) no se puede dejar en blanco, pero sí puede calmarse con meditación, cantando mantras, controlando la respiración y manteniendo el cuerpo sin movimiento.

> El cerebro es más ancho que el cielo; ponlos juntos y uno contendrá al otro con facilidad, y a ti, además.
>
> EMILY DICKINSON

EFECTOS DE LA MEDITACIÓN SOBRE EL CEREBRO

La práctica de la meditación puede desempeñar un rol activo en el cambio del cerebro, aumentando el bienestar y la calidad de vida. El cerebro tiene más de 86 millones de neuronas. El 60 por ciento están destinadas al movimiento, y al meditar en quietud ayudamos a reducir la actividad del cerebelo.

Cada vez hay más estudios científicos que muestran cómo la meditación genera cambios medibles en las estructuras del cerebro. Un equipo de psiquiatras del Hospital General de Massachusetts, liderado por Sara Lazar, neuropsiquiatra de la Escuela de Medicina de Harvard, realizó uno de los primeros estudios en los que se documentó cómo la meditación afecta al cerebro.

Concluyeron que meditar a diario durante dos meses creaba cambios considerables en las regiones cerebrales relacionadas con la autoconciencia, la empatía, la memoria y el estrés. También vieron que la meditación producía efectos positivos en el cuerpo físico, lo que mejoraba el bienestar y la salud. Estos beneficios cognitivos y psicológicos se mantenían durante todo el día.

Las imágenes por resonancia magnética analizadas mostraban un incremento de la densidad de materia gris en el hipocampo. Esta es una zona del cerebro muy importante para el aprendizaje y la memoria. Además, había un cambio en las estructuras asociadas a la autoconciencia, la compasión y la introspección. Y se observó una reducción de la materia gris en la amígdala, lo que facilita una disminución del estrés.

Los efectos en las zonas físicas del cerebro son los siguientes:

Lóbulo frontal: al meditar hay una disminución de actividad en la parte derecha y un incremento en la izquierda. Las emociones positivas y el estado de calma están asociados al lado izquierdo del lóbulo frontal. Cuando meditamos se genera un estado afectivo positivo, se reduce la ansiedad y la ira. Se incrementan los niveles de GABA (ácido gamma-aminobutírico, neurotransmisor inhibitorio que reduce la distracción producida por los estímulos externos), lo que potencia la concentración.

Lóbulo parietal: regula la orientación física y el sentido de uno mismo. Genera una imagen tridimensional del cuerpo en el espacio, para proporcionar la ubicación espacial y que podamos distinguir entre el individuo y el exterior. Cuando meditamos se produce una pérdida de la sensación de unicidad y de espacio-tiempo.

Sistema límbico: es la zona encargada de procesar las emociones. Está formada por el hipocampo, la amígdala y el hipotálamo. Cuando meditamos se incrementa la receptividad emocional y la visualización de imágenes. Se estimula la producción de endorfinas, lo que conlleva una reducción del miedo y genera una sensación de felicidad y euforia.

Hipotálamo: parte del encéfalo situada en la zona central de la base del cerebro, que controla el funcionamiento del sistema nervioso y la actividad de la hipófisis, regulando el medio interno de nuestro organismo. Controla parámetros como la tensión arterial, la temperatura corporal y el ritmo del corazón. Lo más importante para nosotros es que procesa las emociones. Al meditar se reduce la frecuencia cardiaca y la respiración se hace más lenta, reduciéndose también la tensión arterial. Además, se incrementa la producción de serotonina, transmisor que se relaciona con la depresión cuando sus niveles son bajos.

¿POR QUÉ LAS MEDITACIONES DE ESTE LIBRO SON DE KUNDALINI YOGA?

Kundalini Yoga nos da sabiduría.

Nuestra relación con la sabiduría viene normalmente a través de escuchar la palabra. En Kundalini Yoga, la acción (kriya) es la forma de expresión de la sabiduría. Si practicas con entrega, dando lo mejor de ti en cada asana, podrás conectarte con tu sabiduría interna. Esta sabiduría ancestral se te irá mostrando con la práctica, para darte la experiencia de la apertura de tu corazón y el acceso a tu propia sabiduría interna.

Más que un tipo de yoga, kundalini es una técnica basada en la profunda comprensión del ser humano. Nos abre la puerta a todos nuestros recursos y capacidades físicas y psíquicas. Cada práctica se puede convertir en un milagro con el que podemos sanarnos y descubrir nuestra verdadera esencia.

La ciencia en la que se basa el Kundalini Yoga nos dice que es necesario meditar durante un tiempo determinado para poder alcanzar el efecto deseado.

TIEMPO, DURACIÓN, TRUCOS Y FASES DE LA MEDITACIÓN

Los efectos según el tiempo de meditación son:

3 minutos: afecta al campo electromagnético del cuerpo físico y a la circulación de la sangre.

11 minutos: armoniza el sistema glandular y el sistema nervioso.

22 minutos: equilibra las tres mentes (mente negativa, mente positiva y mente neutral) y estas comienzan a trabajar juntas.

31 minutos: se potencia la concentración, lo que permite a las glándulas y a la respiración afectar a todas las células y ritmos del cuerpo.

62 minutos: cambia la materia gris del cerebro. La mente sombría subconsciente y la proyección externa se integran.

2 horas y media: cambia las células y los tejidos del cuerpo y se reconstruye todo el sistema. Cambia la psique para que la mente subconsciente se mantenga con el nuevo patrón.

Los efectos de repetir la misma meditación en días consecutivos son:

Para que podamos cambiar algunos patrones de comportamientos no deseados o hábitos no saludables, ya sean mentales, físicos o emocionales, por unos nuevos y más positivos debemos establecer un compromiso con una meditación durante un periodo de tiempo específico y constante.

Si practicamos 40 días seguidos la misma meditación, nuestro subconsciente se liberará del pensamiento o patrón emocional que nos esté bloqueando. La finalidad de la meditación que realicemos radica en romper el patrón anclado en nuestro subconsciente; ello pondrá la semilla de un nuevo patrón, a la vez que aclarará nuestro subconsciente. En el ámbito del yoga se establece que se tarda 40 días en cambiar un hábito. Desde el punto de vista de la neurociencia, esto se puede conseguir en 21 días.

Si prolongamos la práctica consecutiva hasta los 90 días, estaremos confirmando este hábito, lo afianzaremos en el subconsciente.

En 120 días, tú eres el nuevo hábito, ya que se ha fijado en el subconsciente como un patrón automático.

En 1.000 días dominas el nuevo hábito y alcanzas la maestría en la meditación realizada.

Siete trucos que te ayudarán al principio:

1. Respira. Aprende a respirar y podrás controlar tu mente. Respirar largo y profundo te dará más vitalidad y sentirás cómo te recargas de energía.
2. Crea tu espacio de meditación. Habilita un lugar en casa donde puedas retirarte sin que nadie te moleste. Pon un altar y enciende una vela mientras meditas.
3. Desarrolla el hábito. Crea una rutina diaria y medita durante cuarenta días a la misma hora. Si puedes, haz que la meditación sea la primera actividad del día. Levantarte antes de la salida del sol y aprovechar el silencio de ese momento es de gran ayuda para desarrollar la concentración
4. Avisa para que no te interrumpan. Si compartes piso, avisa a tus compañeros o familiares de tu horario de meditación. Pídeles que lo respeten y que no te molesten durante ese tiempo. Si bromean sobre tu propuesta, no hagas caso a sus comentarios. Mantente neutral.

5. La actitud. Siéntate con la mente abierta y sin expectativas. Agradece los cambios que vayan llegando.
6. Establece tu intención. Elige una meditación y ten una idea clara del efecto que quieres conseguir a través de ella. Proyecta y visualiza el resultado. Al principio medita entre tres y once minutos.
7. Medita con un gong. Si de momento no consigues concentrarte, prueba a meditar con los sonidos del gong. Usa auriculares, siéntate en postura fácil y deja que el sonido te transporte.

Las 4 fases de la meditación son:

Una recomendación previa: sé muy consciente de cada una de estas fases y no avances hasta que no hayas consolidado la anterior.

1. Relajación: concéntrate en la respiración, lenta, suave y profunda por ambas fosas nasales. Cierra los ojos, ve hacia adentro.
2. Concentración: lleva tu atención al tercer ojo (punto por encima de la nariz donde se cruzarían tus cejas).
3. Contemplación: calma mental; observa tus pensamientos sin detenerte en ellos.
4. Meditación: la mente permanece en un estado de calma, los pensamientos se ralentizan, te conviertes en el observador de ti mismo.

INTENCIÓN DEL LIBRO

> Lo importante es no dejar de hacerse preguntas.
>
> ALBERT EINSTEIN

Este libro, como muchos de mis proyectos, se gestó mientras estaba meditando. Está diseñado como manual práctico de autotransformación, para que seas tu propio terapeuta en esas áreas que todos tenemos ocultas y de las que nos cuesta hablar a veces, pero que continuamente se ponen de manifiesto en nuestras relaciones.

> Antes de curar a alguien, pregúntale si está dispuesto a renunciar a las cosas que le enfermaron.
>
> HIPÓCRATES

Son muchas las personas, en distintos países, que han asistido a mis formaciones de terapia de sonido atraídas por el poder del sonido del gong y su capacidad de transformación. Buena parte de ellas eran personas sin experiencia, como tú o como yo cuando empecé mi camino espiritual. No sabían que todos podemos ser terapeutas y que tenemos un primer cliente esperándonos: nosotros mismos.

Terapeutas, psicólogos, *coaches*, profesores de yoga, músicos, médicos y personas en busca de dar un sentido a sus vidas se han formado conmigo. Con todos ellos he compartido la técnica de Kundalini Yoga junto con el sonido (especialmente el del gong) para conducirlos a ese nuevo estado del ser que todos anhelamos.

> Ser terapeuta no es fácil.
>
> OSHO

Ser terapeuta de uno mismo es todavía más difícil. Implica mucho trabajo personal y compromiso. En una sociedad de consumo, nuestro ego y nuestra falsa identidad se sobreexponen. Muchas personas crean perfiles ideales en redes sociales y vidas que suben a la nube, que, como muchos sabemos, no tienen demasiado que ver con la realidad del día a día, ni con su esencia. Conectar con tu esencia constituye un reto y para conseguirlo es necesario llevar un estilo de vida centrado en la meditación, el corazón y el amor. No hay montañas planas. Y no estamos acostumbrados a estar con nosotros mismos. El actual modo de vida no incluye espacios de silencio, de estar a solas, de meditación, de conexión con la naturaleza y sus ciclos. La zona de confort se convierte en una jaula de oro en la que numerosas personas se quedan atrapadas en el miedo, inmersas en una vida plana. No se dan cuenta de que las situaciones difíciles entrenan la mente. El ejercicio físico entrena el cuerpo. Las personas difíciles entrenan el corazón y los tiempos difíciles entrenan el espíritu.

Meditar me ha permitido aprender de cada una de las situaciones que he vivido. Los problemas que he resuelto me han preparado para nuevos retos y, sin darme cuenta y sin expectativas, he llegado hasta aquí, con el viento a favor. No ha resultado fácil, pero me he hecho más fuerte y ahora puedo compartir contigo el camino que he recorrido y mi aprendizaje. Porque la vida se trata de eso, de aprender, de amar y de compartir.

A lo largo de este trayecto, me he encontrado con personas muy sabias que quieren compartir y ayudar a otras, con todo lo aprendido y vivido en primera persona. Supongo que, al igual que te ha pasado a ti, también me he encontrado con personas que, después de hacer un curso de fin de semana, de leer un libro o de ver algunos vídeos didácticos, se autoetiquetan como maestros o terapeutas de esto o de lo otro.

Bajar al sótano, reconocer nuestra sombra, abrazarla, aceptarla y darte cuenta de que no eres perfecto supone un trabajo que no todas las personas están dispuestas a realizar. Para trabajar como terapeuta de uno mismo, tenemos que profundizar en el autoconocimiento, superar el miedo a mirar nuestra sombra, abrirnos al amor a uno mismo, para luego poder ayudar a los demás desde la humildad. Esto implica pasar a la acción. Por eso este no es un libro de lectura, es un manual práctico de autoconocimiento, de acción. Recuerda: «Un deseo no cambia nada, una acción lo puede cambiar todo».

Llegará el momento en el que te pedirán ayuda. No te sitúes en un pedestal por encima de quien te la pide. Date cuenta de que cada persona que se acerca a ti viene también a sanar tus heridas a través de su historia.

Conócete a ti mismo a través de tu propia sanación y luego podrás ayudar a otros a través del camino interior que has recorrido.

Deberás prestar atención sobre todo a estos tres aspectos de tu vida:

a) Solo puedo amar al nivel que me amo a mí mismo.
b) Me comunico en función de mi nivel de conciencia.
c) Me comporto según el nivel de sanación de mis traumas.

Este tercer punto es sumamente importante en nuestro proceso de transformación, ya que cuanto mayor sea el trauma que tienes que superar mayor será el éxito que serás capaz de conseguir. Puedes inspirarte en las historias personales de deportistas como Michael Jordan, Messi, Serena Williams,

Michael Phelps..., artistas como Eminem, Frida Kahlo, Elton John, David Bowie... o el científico Stephen Hawking.

> El momento es ahora, ahora es el momento.
>
> YOGUI BHAJAN

Recuerdo lo que sucedió en una de mis primeras sesiones de terapia de sonido con gong. Mi clienta comenzó a contarme su trauma. Su padre había abusado sexualmente de ella desde los cinco a los diez años. Ella se lo contó a su madre y esta decidió proteger al padre, para «no romper la familia». La mujer empezó a detallar los abusos sufridos. Yo la escuchaba desde mi corazón y con firmeza compasiva. Ella me miró muy sorprendida de la neutralidad de mi escucha y el amor que yo proyectaba sin juzgar su historia. Yo estaba en mi centro, sin dejar que mis emociones interfiriesen en la sesión. Cuando terminamos ese día, me dijo que quería seguir trabajando conmigo. Que había estado con otras terapeutas y estaba cansada de ver cómo se derrumbaban y comenzaban a llorar según ella relataba los hechos.

Desde el año 2013 han pasado miles de personas por mis baños de gong, pujas de gong y por las sesiones individuales de terapia de sonido con gong. Insisto, cada una de estas personas ha sido un regalo para mi sanación, mi crecimiento y mi despertar.

Cuando nos ponemos al servicio de los demás para ayudarlos a disfrutar de una vida plena, nuestra vida ya es plena. El esfuerzo habrá merecido la pena solo con tocar el corazón y ayudar a transformarse a una única persona.

Tengo una relación estrecha con la muerte, con las almas que han pasado al otro lado y que no han podido despedirse. De los cientos de testimonios que tengo recogidos sobre el efecto del gong, he seleccionado el siguiente por el amor tan intenso que podemos llegar a sentir por la vida después de una sesión de terapia de sonido con gong.

Raquel, 15 de mayo de 2016

Vi varias imágenes de personas que ya no están en este plano. El primero, mi hijo que falleció hace año y medio. La imagen era de cuando él iba conduciendo, tranquilo y tan guapo como siempre con sus gafas de sol. La segunda persona que vi fue a mi tío que murió joven, que me observaba como por un agujero.

Cuando dijiste algo así como «lo que se tiene que ir hay que dejarlo ir», ahí vi las duras imágenes del último momento de la muerte, tanatorio y crematorio de la muerte de mi adorado hijo.

Al día siguiente no me dolía la cabeza, pero me escocían mucho los ojos, como cuando lloras mucho, y también algún mareo. Después de ese día ya genial, me encontraba muy bien, muchísimo mejor que la semana de antes, duermo muy bien y estoy más tranquila. Muchas gracias.

> Si meditas en el sonido primordial del gong, verás lo nunca visto, escucharás lo no escuchado y sentirás lo que nunca sentiste.
>
> YOGUI BHAJAN

La intención de este libro (para algunos y para todos) es compartir kriyas, pranayamas y meditaciones transformadoras. Por un lado, para que podamos recomendarlas a las personas que nos pidan ayuda. Por otro, para que antes de compartirlas las experimentes, comprendas y sientas su efecto. Solo desde ahí, desde la experiencia vivida, podemos compartir Kundalini Yoga y acompañar o mostrar el camino a otros. En el *Bhagavad-gita*, Krishna le dice a Arjuna: «La intención detrás de la acción es lo que importa».

Si quieres fluir con la vida, enfoca tus acciones en el amor, en ayudar a los demás, en ser feliz, desapegándote del resultado material.

Si quieres transformarte, tienes que desarrollar tu intención de forma correcta. Muchas personas cambian, pero no se transforman. Cambian de pareja, de trabajo, de ciudad, de casa, de amigos, pero siguen siendo las mismas, atrapadas en una jaula de hámster, con la puerta abierta y dando vueltas y vueltas sin parar «de cambiar».

Para lograrlo, es decir, para desarrollar la intención, tenemos que enfocar toda nuestra atención, toda nuestra energía en el deseo que queremos materializar. Primero tenemos que sentir que el deseo ya se ha materializado. Luego, y esto es lo más importante de todo, debemos ponernos en acción. Recuerda que un deseo no cambia nada, mientras que tomar una decisión y ponerse en acción lo cambian todo. Y es aquí cuando la mayoría de las personas fracasan. No pasan a la acción, porque no son capaces de salir de su zona de confort, de romper con el modo víctima y elevarse. Muchos se quedan esperando, sin actuar, y se autocomplacen con frases como: «Se lo pido al universo y si no se materializa es porque no tiene que ser». Y se quedan en el sofá jugando a videojuegos, consumiendo series o metiéndose en redes sociales.

Falta fe, y no me refiero a una fe religiosa. Falta fe en uno mismo. Neville Goddard dice: «La fe del ser humano se mide por la confianza en uno mismo y por su capacidad de imaginar el destino». Ten fe y da. La acción siempre pasa por dar. La transformación solo se produce cuando das. Te transformas cuando das tu dinero, cuando das tu tiempo, cuando das tu energía, cuando das tu amor.

Si quieres que te amen, ámate primero a ti mismo. Experimenta el amor hacia ti. La vida es como un kriya, te pone a prueba, te confronta, te muestra tu fuerza, te enseña que no hay nada imposible, te conecta con la respiración. La vida es para experimentar. La espiritualidad es para vivirla, no para hablar sobre ella.

Pasa a la acción y experimenta. Solo depende de ti.

He dividido el libro en dos partes:

La primera: kriyas, pranayamas y meditaciones que te ayuden a hacer tu trabajo, de terapeuta de uno mismo, de la manera más fácil posible. Son prácticas que he recopilado basándome en el efecto que han tenido en mí y en mis clientes. Por eso, decidí compartirlas en directo durante el confinamiento. Son prácticas que te ayudarán a ser un terapeuta extraordinario y a conocerte mejor.

La segunda: una recopilación de kriyas y meditaciones con gong, muy poderosas, que complementan a las de la primera parte, y muy sanadoras. Además, tienen un gran poder de transformación personal gracias a la combinación de la meditación y el sonido del gong.

Seguro que has oído hablar del poder del ahora. Vuelve al índice y elige una meditación. Hazla ahora. Eso sí, antes de empezar, comprueba que tienes todo en orden:

1. He avisado para que no me interrumpan.
2. Vela encendida (dentro de un portavelas).
3. Cojín de meditación.
4. Esterilla o silla.
5. Cronómetro.
6. He repasado las instrucciones de la meditación.

7. ¿Necesito música? ¿Hay mantra?
8. Cuaderno de notas y bolígrafo.
9. Nueces o almendras para el final.
10. He apagado el móvil o lo he puesto en modo avión.
11. He ventilado la habitación y hay aire fresco.

Gracias de todo corazón por compartir el camino.

Y SONÓ EL DESPERTADOR

Kundalini Yoga es una técnica sagrada que nos ofrece kriyas, pranayamas y meditaciones que nos ayudan a transformarnos, con objeto de elevar así nuestro nivel de conciencia.

En los manuales de kundalini podemos encontrar muchas herramientas que nos ayudarán a liberarnos de la tristeza, la pena, la rabia, el miedo, y cualquier emoción que nos está bloqueando o limitando.

Recuerda que mientras sigas siendo la misma persona, mientras tu energía siga siendo la misma, no puedes esperar un resultado distinto. Cambiar tu vida es cambiar tu energía, hacer un cambio elemental en tu mente y en tus emociones. Para ello, la meditación constituye una excelente herramienta.

Si te has dado cuenta de que necesitas ayuda para continuar, también puedes darte cuenta de que somos nosotros mismos quienes creamos la solución, quienes podemos hacer los cambios necesarios a través del poder de la meditación, la oración, el compromiso y la alineación con nuestra alma. Seguir buscando la solución fuera de ti no te llevará a ningún lado. Ha llegado el momento de reconocer tu don para armonizarte.

Es importante que observes y reconozcas qué está ocurriendo dentro de ti. ¿Qué estoy sintiendo? ¿De dónde viene? ¿Qué relación me está causando dolor? ¿Mi relación con la tierra, con mi familia, con mi pareja, con mis hijos? Una vez que tengas esto claro, es hora de pasar a la acción, de hacer algo para cambiarlo.

Durante los últimos trece años he comprobado que Kundalini Yoga es una poderosa energía de transformación, crecimiento personal y despertar de la conciencia. Mi camino no habría sido tan rápido, eficaz y próspero sin la práctica de kundalini, estoy convencido de ello.

Cuando viene una persona a nuestro centro de yoga a probar una clase, antes de empezar siempre le pronostico: «La primera clase de Kundalini Yoga no se olvida nunca». A mí, la primera clase que recibí me cambió la vida. Esta es la historia de cómo empecé a practicar Kundalini Yoga:

Desde que oí hablar de Kundalini Yoga (febrero de 2009), hasta que fui a la primera clase pasó un año. No es que estuviese procrastinando, es que el yoga no me llamaba la atención y estaba muy centrado en mi práctica de kárate, preparando el examen para 4.ª Dan.

15 de febrero de 2009

Muere mi padre.

Desde hacía meses, todas las mañanas al salir de casa para ir al trabajo me cruzaba con una chica que llevaba a su hija de la mano. Yo iba al garaje a recoger mi coche y ella a dejar a su hija en la ruta del colegio. Nos mirábamos, pero no nos saludábamos; fuimos amigos en la adolescencia y llevábamos más de veinte años sin vernos. Era una de esas situaciones en las que piensas «¿será ella?». Pero no te atreves a saludar, por si no es o no se acuerda de ti. Así un día y otro, de lunes a viernes durante el curso escolar.

A la mañana siguiente a la muerte de mi padre, cuando me crucé con ella, escuché la voz de mi padre. Sí, la voz de una persona que ya no estaba aquí, que había muerto el día antes. Escuché su voz y me dijo: «Salúdala». Imagínate, me quedé petrificado. ¡Era mi padre hablándome! Respiré hondo, me di la vuelta, aceleré el paso para alcanzarla y le dije: «Disculpa. ¿Eres Imma?». Ella respondió: «Sí, ¡y tú eres Víctor!».

A partir de ese día, cuando nos cruzábamos, nos parábamos cinco minutos a charlar y todos los días, en todas las conversaciones, ella me decía que tenía que practicar Kundalini Yoga. Yo siempre respondía lo mismo: «El yoga no es para mí, yo soy un samurái», bla, bla, bla...

El universo insistía e insistía y yo no paraba de oír recomendaciones de personas muy cercanas para que fuese a probar una clase. Belén, con quien había iniciado una relación de pareja, quería empezar a practicar kundalini y me preguntó si conocía algún centro o algún profesor. Le dije que no, que ni idea, que de yoga no sabía nada. Tenía bloqueada, en mi subconsciente, la recomendación diaria de Imma... Así que ella se puso a buscar y a pedir referencias de centros de kundalini en Madrid y profesores recomendados.

A los pocos días, Belén ya había descubierto un centro de Kundalini Yoga con muy buenas referencias: Surya Yoga, dirigido por Kani Olivares. ¿Y sabes dónde estaba? ¡En la calle en la que yo vivía! ¡En la misma acera! ¡A trescientos metros de mi casa! ¡El centro de yoga donde practicaba Imma!

Yo seguí con mi resistencia al yoga y centrado en mi práctica de kárate. Llevaba más de dos meses entrenando diez horas a la semana para una competición de katas que se celebraba el 27 de marzo de 2010. Quería dar lo mejor de mí en esta competición, porque era el último campeonato de la federación en el que iba a participar y me hacía mucha ilusión cerrar así mi etapa de competidor. Además, el 27 de marzo coincidía con el cumpleaños de mi padre.

Cuando me di cuenta de que Belén e Imma me estaban hablando del mismo sitio, algo resonó en mí y me dije: «Voy a probar una clase», y luego ya podré decir: «Ya he ido y no es para mí». Así me quitaré este tema de la cabeza.

Por fin, en la primera semana de marzo de 2010, fui a probar. ¿Y sabes qué? No fue como yo esperaba. La primera clase no se me olvidará nunca. Al principio me parecía todo un poco raro. La sala estaba llena de mujeres, solo éramos dos chicos. Eso de cantar mantras, cerrar los ojos... Todo era raro. Recuerdo que uno de los primeros asanas del kriya era con los ojos cerrados, respiración de fuego, brazos cruzados a la altura del pecho. Me entregué al asana y de pronto sentí mucho calor en las orejas, ¡me ardían! Sentía mucha energía dentro de mí y la sensación física de levitación. Era como si me hubiese despegado del suelo. Me dije «¡¡¡Uau!!!¿Qué es esto?». Y al terminar la clase me encontré tan bien, tan feliz, tan relajado, que decidí volver.

A la semana siguiente ya no pude seguir con mi práctica de kárate. Me despedí de mi maestro Pedro Egea, de mis compañeros, de la competición; ya no podía seguir practicando, ya solo existía Kundalini Yoga. Y es que, al principio, en cada clase tenía una experiencia transpersonal. ¡Fue increíble!

27 de febrero de 2011

Hace un año que he dejado el kárate, estoy volcado en la práctica de kundalini. Empiezo la formación con la intención de conocer más sobre este tipo de yoga y sobre mí. Kundalini Yoga está diseñado para conectarte con tu esencia.

En un cuaderno tomé las notas del curso de formación de profesores. Escribí lo primero que nos dijo Devta: «Este es un curso de transformación».

Para mí, en eso radica la esencia de Kundalini Yoga, ¡en su gran capacidad de transformación!

A partir de ese día, casi sin darme cuenta, poco a poco, fui transformando mi estilo de vida, hasta convertirme en yogui.

En este libro comparto contigo, según mi experiencia, 53 prácticas que te ayudarán en tu camino para transformarte en un terapeuta que trabaja desde el corazón. Y llegado el momento, te podrán ayudar también a tocar el gong desde el espacio de una mente neutral, sin ego.

Mi recomendación es que realices cada una de estas meditaciones o kriyas durante 40 días seguidos. Que lleves un diario en el que anotar las experiencias y que elijas qué práctica realizar según tu momento actual.

Se habla mucho de cambiar, pero muy pocas personas cambian de verdad. No es fácil ser terapeuta, no es fácil dejar la versión limitada de quién crees que eres.

Si estás atrapada/o en una emoción y quieres cambiar tu vida, tienes que ser muy consciente de que cambiar tu vida, cambiar tus hábitos no resulta nada sencillo.

Si en este momento estás insatisfecho con tu actual vida, entonces tienes que renacer. Debes abandonar este nivel de conciencia de víctima y elevarte. Empodérate y coloca tu conciencia en el plano en el que deseas manifestarte. A este nuevo nivel, no puedes traer nada de tu modo víctima, ni nada de con lo que te identificas ahora.

El gran secreto para cambiar las cosas de verdad es que no podemos crear la realidad desde el deseo: «Yo quiero...». Solamente podemos crear nuestra realidad desde el nivel de conciencia. Por esto, lo que tenemos que hacer primero es concebir una idea, un pensamiento, y luego convertirnos en lo que hemos concebido. Todo el universo evoluciona a partir de la nada, tenemos que vaciarnos, soltar, y desde ese vacío podrás activar la capacidad de ser lo que realmente eres.

Recuerda: sin esta secuencia no podemos crear.

> No atraes lo que deseas, atraes lo que eres.

La neurociencia nos dice que nuestra rutina, pensamientos y sentimientos conocidos perpetúan el mismo estado de ser, que crea comportamientos idénticos y mantiene la misma realidad. Entonces, si queremos cambiar algún aspecto de nuestra realidad, tenemos que pensar, sentir y actuar de nuevas formas. Tenemos que ser diferentes en términos de nuestras respuestas a las experiencias. Tenemos que convertirnos en otra persona. Tenemos que crear un nuevo estado mental.

Cuando realices estas prácticas, hazlas desde un espacio sagrado. «Kriya» significa acción. Una acción que va a de-

sencadenar una serie de cambios físicos, emocionales y mentales que te transformarán y potenciarán la conexión con tu
alma y con el espíritu.

Desde mayo de 2012, mi estilo de vida es yóguico. La
práctica diaria de kriyas, pranayamas o meditaciones de Kundalini Yoga me ha enseñado a ver la vida como si fuese una
clase de Kundalini Yoga: «El kriya de la vida».

Vivir la vida como un kriya te da confianza y coraje para
actuar con integridad, con acciones impecables, con la fuerza
para llevar a término todo con lo que te comprometes. Hace
que tu vida sea fácil, exitosa, próspera, consciente, amable,
compasiva y guiada por el amor.

¿Quieres probar?

¡Sí, Vikrampal!

> Solo podemos ser aquello que pensamos
> de nosotros mismos.
>
> N. GODDARD

PRIMERA PARTE

PRÁCTICAS DE KUNDALINI YOGA

Kundalini Yoga

El yoga nos sirve para satisfacer el profundo anhelo de pertenecer. Hay muchos tipos de yoga; encuentra la práctica con la que más vibres y que te haga sentir mejor. En cualquier caso, si no has hecho nunca una clase de Kundalini Yoga, busca un centro cercano y prueba.

«Kundalini» significa literalmente «rizo del cabello del ser amado». Es una forma metafórica que hace referencia al flujo de la energía y conciencia que existe dentro de cada uno de nosotros.

Se dice que Kundalini Yoga es una emanación de más de 8,4 millones de kriyas, cada uno como una pieza de música. Una perfecta secuencia de energía, tonos y sentimientos que son tocados en el instrumento del cuerpo.

En la antigüedad, los hombres de gran conocimiento sabían acerca de los chakras (su funcionamiento, sus pétalos, sus sonidos, su infinitud, su correlación, sus poderes). Ellos descubrieron que la vida de un ser humano está basada completamente en estos chakras y desarrollaron toda una ciencia. Esta ciencia entera dio luz a Kundalini Yoga. Así es como Kundalini Yoga nació.

YOGUI BHAJAN

¿CUÁNDO REALIZAR CADA UNA DE ESTAS PRÁCTICAS?

- Kirtan Kriya: para limpiar tu subconsciente de etiquetas y patrones limitantes anclados profundamente en la identidad egoica.
- Manos sanadoras: para activar la energía de sanación en las palmas de tus manos.
- Para desterrar el miedo: cuando sientas que el miedo te arrebata el impulso o coraje para hacer lo que tienes que hacer.
- Para abrir el corazón y desarrollar la compasión: cuando necesites actuar desde el corazón con compasión.
- Para curar un corazón roto: si todavía estás viviendo en el dolor por la pérdida de una relación.
- Doctor Feelgood: cuando necesites cambiar tu estado de ánimo y conectarte con el éxtasis de la vida.
- Cambiar el ego: ya sabes, no hace falta que añada nada más.

- Desarrollar la intuición: te ayudará a abrir el sexto chakra.
- Para aceptarte tal y como eres: solo cuando aceptes tu luz y tu sombra podrás dar el salto cuántico.
- Para eliminar miedos y renacer conscientemente: reserva este kriya para el final y escríbeme contándome tu experiencia.
- Kriya para eliminar la ira: te ayudará a eliminar la ira interna.
- Meditación para sanar las adicciones: te libera de tus hábitos tóxicos.
- Meditación antídoto de la depresión: el mejor remedio para salir de estados depresivos, puesto que te recarga de energía y te da fuerza para afrontar un nuevo día.
- Meditación para la ansiedad: te ayuda a vencer la ansiedad a través de la respiración consciente.
- Meditación para volverte una persona libre de enfermedades: refuerza tu sistema inmune y armoniza tus cuerpos energéticos y tu sistema de chakras.
- Pranayama para el cuidado de uno mismo: te da energía interna, refuerza tu sistema inmunológico y limpia el cuerpo de toxinas.
- Meditación para vencer el miedo y despertar la intuición: te libera del miedo y te conecta con tu intuición.
- Meditación del perdón: para abrir tu corazón a la luz y el amor.
- Para borrar el pasado: disminuir tu nivel de estrés y gestionar relaciones difíciles o conflictos emocionales no resueltos.
- Ra Ma Da Sa: para enviar energía de sanación.

- Meditación para reducir los efectos del estrés: para cuando el estrés te supera y necesitas parar.
- Meditación para comprender la naturaleza de la comunicación: te dará una nueva visión de la forma de comunicarte.
- Meditación para encontrar el camino: cuando estamos bloqueados y no sabemos qué hacer para solucionar una situación o ponernos en marcha.
- Meditación para limpiar el subconsciente: para limpiar las emociones que no somos capaces de digerir.
- Meditación para incrementar la energía lunar (para calmarte): cuando necesites calmarte rápidamente y recuperar tu centro.
- Meditación para «reconstruirte a ti mismo»: cuando necesites hacer un *reset* de cualquier tipo.
- Meditación para actuar, no reaccionar: para cuando sientes que no puedes controlarte, que las emociones te sobrepasan y pones tu foco en lo que hacen los demás.
- Meditación para desarrollar una mente meditativa: para tomar el control de la mente y desarrollar la mente neutral.
- Meditación para eliminar conflictos internos: úsala cuando desees mejorar tu comunicación y sientas que necesitas autoevaluarte.
- Meditación para mantenerte estable en el camino: para persistir y conservar la firmeza en las elecciones que has tomado.
- Meditación para incrementar la energía solar (para energizarte): hazla cuando necesites un «chute» de energía.
- Meditación para tranquilizar la mente: para poner fin al ruido mental en tan solo 3 minutos.

- Meditación para la autorregeneración: ideal para cuando estamos muy cansados y abrumados o quemados con una situación o conflicto emocional.
- Meditación para equilibrar tu estado emocional: cuando has perdido el control emocional, estás fuera de tus casillas y deseas «matar» a alguien.
- Meditación para abrir el chakra corazón al instante: ¡funciona!
- Meditación del Buda sonriente: cuando necesites abrir el flujo del chakra corazón y eliminar la negatividad que te rodea.
- Meditación para la paz interior y la alegría: para aquellas personas a las que les cuesta mucho meditar. Es perfecta para niños y adolescentes.
- Meditación para tomar decisiones desde el corazón: haz esta meditación cuando quieras tomar una decisión desde el corazón.
- Kriya para equilibrar tu energía: cuando necesites equilibrarte y limpiar tu sistema linfático.
- Meditación de la creación, para afrontar todas las adversidades: cuando estés atravesando un momento difícil y pienses que no puedes superar más obstáculos.
- Meditación para abrir tus dones y elevarte: cuando necesites cambiar la energía al polo positivo y puedas deshacerte de pensamientos que te hacen daño. Te conectará con tus dones y te elevará.
- Meditación para conversar con el alma: cuando necesites fuerza, claridad mental y conectar con tu alma.

¿Cómo saber si estoy alcanzando el efecto de la meditación elegida?

Ahora vamos a comprobar cómo podemos usar la meditación como una palanca de transformación. Meditar nos permite familiarizarnos con los pensamientos, las actitudes y las emociones inconscientes. Para observarlas, separarnos de ellas, poder cambiarlas y llegar a ser quienes queremos llegar a ser.

Antes de empezar con una de estas meditaciones, te propongo un ejercicio.

Obsérvate durante varios días, desde que te levantes hasta que te acuestes, y escribe todos los pensamientos que tengas que generen emociones y no puedas controlar. Por ejemplo, cuando sientes rabia, celos, tristeza, miedo, culpa... Observa tus quejas y escríbelas también. Se trata de que seas consciente de tus pensamientos inconscientes, de tus emociones y de las acciones que estas emociones desencadenan.

Una vez que lo hayas escrito, piensa en el aspecto que quieres transformar primero y elige la práctica correspondiente. Cuando finalices el kriya o la meditación, quédate totalmente inmóvil y obsérvate. Siente. No abras los ojos ni te levantes hasta que no percibas la nueva energía y la emoción de ser la nueva persona que quieres llegar a ser.

Tal vez el primer día no sientas nada, o casi nada, pero a medida que avances en el proceso, irás sintiendo más y más conexión con la nueva persona que ya eres.

Transformarse implica eliminar nuestros viejos hábitos

nocivos y reinventarse mediante la creación de un nuevo yo. Con nuevas conexiones en tu cerebro, lo que conllevará eliminar las viejas y borrar las emociones del pasado, que además dejarán de estar ancladas en tu cuerpo físico. Esto liberará tu organismo para conectarlo con tu nueva mente y tus nuevas emociones.

Cuando termines el proceso de los 40 días te darás cuenta del efecto de la meditación o kriya elegido porque estarás en un nuevo nivel de existencia consciente, una nueva personalidad, que te va a dar una realidad personal distinta. Así funciona la meditación.

Hagas el kriya que hagas, todos tienen un denominador común: nos conectan con la vida, con el flujo del amor.

No te preocupes, habrá días que no quieras meditar, que te sientas mal y desanimado. No le des importancia.

¡Medita! ¡Renace!

INDICACIONES

- Para que el kriya tenga el efecto prometido hace falta tu compromiso.
- Cada meditación tiene un tiempo de ejecución. Es muy importante que te ciñas al tiempo indicado.
- Necesitamos hacer la meditación elegida 40 días consecutivos para cambiar un hábito. Si comienzas y fallas un día, por ejemplo el día 26, no pasa nada. Retoma el

compromiso y empieza a contar como si fuese el primer día de tu meditación.

- Tu cuerpo físico es impaciente y lleva fatal lo de la quietud. Querrás abrir los ojos, ver cuánto tiempo llevas o cuánto tiempo falta. Te mandará un picor a la punta de la nariz o a la oreja, te dolerá la espalda, se te dormirá el pie... Creará mil estrategias para sacarte de la meditación. No le hagas caso y mantente en la postura. La práctica te dará el control de la mente sobre el cuerpo.
- Medita hasta que sientas la señal. Hasta que sientas la grandeza de tu ser. Hasta que alcances un estado de alegría o gratitud. En ese momento habrás logrado el beneficio concreto de la meditación que hayas elegido.
- La práctica elegida va a cambiar la adicción del cuerpo a las sustancias químicas. Creará nuevas conexiones neuronales, nueva química, y tu cuerpo se adaptará a una nueva mente. Cada vez que tu mente viaje al pasado o al futuro serás capaz de volver al presente.

Y así, cuando te levantes de meditar, estarás emitiendo una señal electromagnética totalmente nueva. Ahora tu trabajo y tu responsabilidad es mantener ese estado modificado de la mente toda la jornada, independiente de lo que pase fuera, de tus adicciones o de los hábitos del cuerpo, y del momento del día.

Si lo consigues, prepárate para algo extraordinario que ocurrirá en tu vida. Es una ley del universo, una ley de la vida.

De verdad que merece la pena.

Destino: una vida plena, feliz y próspera, que tu transformación sirva de guía a otras personas.

¡FELIZ VIAJE!

Una vez que hayas practicado y experimentado alguna de estas meditaciones, siéntete libre de compartirla con aquellas personas que sientas que se pueden beneficiar de ello.

Incluso si lo deseas, puedes hacer alguna foto y publicarla en tus redes sociales, invitando a meditar a otras personas. No olvides que vivir es compartir.

1

KIRTAN KRIYA

Como adultos, deberíamos prestar más atención a lo que decimos cuando hablamos, especialmente cuando nos dirigimos a los niños o estamos delante de ellos. Nuestra comunicación ha de ser consciente y elevar a la persona que nos escucha. No debemos etiquetar negativamente a nadie, mucho menos a los niños, ya que ellos creen todo lo que les decimos.

En la infancia se anclan en tu subconsciente la mayoría de las etiquetas que hoy cargas como adulto. Si tus padres, familiares o amigos no pararon de repetirlas, tú, como niño, de forma inconsciente, te esforzaste cada día, para ser aceptado y ser querido, en demostrar que tenían razón. Sin darte cuenta, esas etiquetas que han condicionado tu comportamiento. Te amoldaste a ese rol en respuesta a las creencias que los demás tenían sobre ti. Seguro que esto te resulta familiar: «eres un pesado» (cuando en realidad lo que pasaba es que querías mostrar tu amor), «eres un vago» (cuando en realidad lo que pasaba es que a veces te costaba hacer algunas cosas que no te interesaban), «eres malo» (cuando en realidad tu comportamiento era distinto a la expectativa de los demás), «eres tonto» (cuando en realidad las tareas, las asignaturas o la forma de impartirlas no despertaban interés en ti), «no hay quien entre en tu habitación, eres muy desordenado» (cuando en realidad el orden está en tu cabeza). No eras pesado, ni vago, ni malo, ni tonto, ni desordenado... sino que en determinados momentos no te quedaba otro remedio que actuar así.

Para limpiar tu subconsciente de estas etiquetas y patrones limitantes anclados profundamente en tu identidad egoica, te invito a que practiques esta meditación. Kirtan Kriya está considerada como una de las joyas de Kundalini Yoga.

PRÁCTICA N.º 1 DE KUNDALINI YOGA

POSTURA: siéntate en postura fácil con una ligera cerradura de cuello (Jalandhar Bandh).

MUDRA: coloca las muñecas sobre las rodillas, las manos en Gyan Mudra con los brazos y los codos estirados. Con cada sílaba presiona la yema del dedo indicado con el pulgar en ambas manos.

MIRADA: ojos completamente cerrados, la atención se enfoca en el tercer ojo.

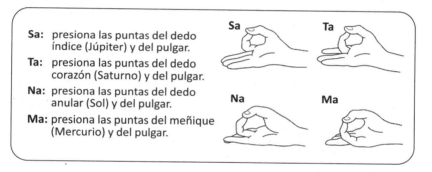

Sa: presiona las puntas del dedo índice (Júpiter) y del pulgar.

Ta: presiona las puntas del dedo corazón (Saturno) y del pulgar.

Na: presiona las puntas del dedo anular (Sol) y del pulgar.

Ma: presiona las puntas del meñique (Mercurio) y del pulgar.

RESPIRACIÓN: inhala suave, exhala cantando el mantra completo en un ciclo de cuatro segundos.

MANTRA: canta los cinco sonidos primordiales (Panj Shabd). S, T, N, M, A en la forma original de la palabra:

- Saa: infinito, cosmos, el principio.
- Taa: vida, existencia.
- Naa: muerte, cambio, transformación.
- Maa: renacimiento.

Canta en los tres lenguajes de la conciencia:

- Humano: en voz alta (el mundo).
- Amantes: susurro fuerte (la añoranza de pertenecer).
- Divino: mentalmente en silencio (el infinito).

El mantra significa «Soy la manifestación de la Verdad». Nos conecta con el ciclo de la creación. Desde el infinito llega la vida y la existencia individual. De la vida viene la muerte y el cambio. De la muerte viene el renacimiento de la conciencia finita al gozo infinito, mediante la cual la compasión nos conduce de nuevo a la vida.

Al cantar el mantra, susurrarlo o repetirlo en silencio, mentalmente visualiza una luz y el sonido de las consonantes S, T, N, M entrando por la parte de arriba de la cabeza, y la letra A saliendo por el entrecejo.

PARA FINALIZAR: inhala profundamente, retén el aire, exhala y relájate en completo silencio al menos durante un minuto. Inhala, exhala. Estira la columna, levanta los brazos con las manos lo más arriba posible. Separa bien los dedos, realiza varias respiraciones profundas y relájate.

TIEMPO: de 11 a 31 minutos.

Canta el mantra en voz alta durante 5 minutos. Después susurra el mantra 5 minutos y luego profundiza mentalmente y vibra con él en silencio durante 10 minutos. A continuación, regresa al susurro durante 5 minutos y continúa en voz alta otros 5.

La duración de la meditación puede variar, siempre que mantengas la proporción entre voz alta, susurro, silencio, susurro y voz alta.

COMENTARIOS: «Kirtan» significa canción celestial. Esta meditación permitirá que la Melodía Divina de la Creación fluya a través de ti, se curen tus heridas emocionales y puedas acceder y coordinar tu capacidad mental e intuitiva. Kirtan Kriya también activa lo que se denomina «cadena dorada», que describe la conexión etérica entre las glándulas pineal y pituitaria. Cuando se establece esta conexión la persona puede conocer lo desconocido y ver lo no visto. Es especialmente poderosa para ayudar a las mujeres a limpiar la psique de los efectos de una relación negativa.

Los dedos se vinculan con distintas áreas del cerebro y diversos aspectos de tu ser. Al juntar el pulgar con la yema de un dedo, el ego sella el efecto de este mudra en la conciencia.

Los efectos son los siguientes:

- Dedo índice: Gyan Mudra – conocimiento
- Dedo corazón: Shuni Mudra – sabiduría, inteligencia, paciencia
- Dedo anular: Surya Mudra – vitalidad, energía de la vida
- Dedo meñique: Buddhi Mudra – capacidad para comunicarse

Esta meditación es una de las técnicas más completas de Kundalini Yoga. Proporciona equilibrio mental total a la psique individual. La vibración en cada yema del dedo alterna las polaridades eléctricas. El dedo índice y el anular son eléctricamente negativos en relación con los otros dos dedos. Esto da lugar a un equilibrio en la proyección electromagnética del aura.

2

MANOS SANADORAS

El verdadero sonido de la sanación es el amor.

Vikrampal

Cuando nos duele algo, o nos damos un golpe, intuitivamente nos llevamos las manos a esa zona, convencidos de que el simple contacto nos aliviará el dolor.

Este acto reflejo tiene mucho que ver con una afirmación de la física cuántica que sostiene que «el ser humano es energía». Al llevar nuestras manos a la zona del cuerpo dolorida, conseguimos que la energía vuelva a fluir y así recuperamos el equilibrio energético en el organismo. Este kriya te ayudará a activar la energía de sanación en las palmas de las manos.

¿Te gustaría aumentar la bondad y la efectividad de tu toque sanador?

Práctica n.º 2 de Kundalini Yoga

Comparto contigo este kriya de Kundalini Yoga, que fue creado por Yogui Bhajan. Con él podrás activar la capacidad de tus manos para atraer más prana.

1. Frota las palmas de las manos enérgicamente durante 3-5 minutos. Produce calor en las manos.

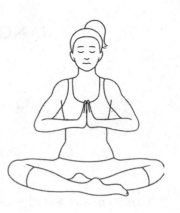

2. Estira los brazos hacia los lados, paralelos al suelo, con las palmas de las manos hacia arriba y los pulgares apuntando hacia atrás. Haz respiración de fuego durante 3 minutos.

3. Inhala, retén la respiración y con los brazos aún estirados, dobla las muñecas para que las palmas queden hacia fuera (separadas del cuerpo), como si estuvieras empujando las paredes a ambos lados. Siente la energía en el centro de las palmas y cómo se expande por

todo tu cuerpo. Exhala y relaja la respiración.

4. Frota las manos juntas nuevamente durante 2 minutos.

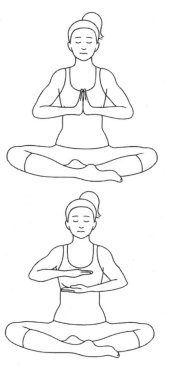

5. Dobla los codos, manteniendo los antebrazos paralelos al suelo. Con la mano izquierda frente al diafragma, con la palma hacia arriba, coloca la palma derecha hacia abajo aproximadamente 15 cm por encima de la izquierda. Medita en el intercambio de energía entre las palmas de las manos durante unos minutos.

3

PARA DESTERRAR EL MIEDO

Donde hay miedo no puede haber amor.
Una persona que tiene miedo es una persona
que está dañada.

Yogui Bhajan

El miedo es una emoción primaria que se caracteriza por una sensación desagradable que puede llegar a ser muy intensa y que está provocada por la percepción de un peligro, real o supuesto, presente o futuro o incluso percibido en el pasado.

Además, el miedo está relacionado con la ansiedad. La máxima expresión del miedo es el terror. Tus prioridades personales no deben surgir desde el miedo, deben hacerlo desde el amor; esto transformará tu vida, ya que el amor es expansivo y el miedo es contractivo. Ambas son fuerzas opuestas que crean barreras. Tu único enemigo es el miedo y tu único amigo es el amor. Cuando avanzas por el camino del amor, lo sagrado se manifiesta, mientras que cuando lo haces por el del miedo lo que surge es la oscuridad.

Cuando estamos bajo la influencia del miedo, las personas actuamos de manera extraña, aunque muy pocas veces nos damos cuenta de ello. El miedo limita la mente. Nuestro crecimiento y el éxito se ven truncados por él.

Suelo decir que los miedos tienen un padre y una madre. El padre de todos los miedos es el miedo a la muerte, ya que no hemos sido educados en ella ni la entendemos. Cuando comprendemos el sentido de la muerte podemos disfrutar de una vida plena. La madre de todos los miedos es ser quienes somos, pues tenemos miedo a mostrar nuestro propio ser, a mostrarnos tal como somos. ¡Sé tú!

Práctica n.º 3 de Kundalini Yoga

Haz esta meditación cuando sientas que el miedo te quita el impulso o el coraje para hacer lo que tienes que hacer.

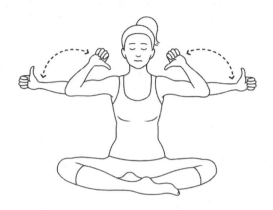

1. Siéntate en postura fácil, con la espalda recta y el mentón ligeramente hacia dentro. Cierra los ojos y lleva tu enfoque al entrecejo.

2. Estira tus brazos hacia los lados de forma que estén paralelos al suelo.

3. Cierra las manos con las puntas de los dedos tocando la base de la palma. Los pulgares permanecen estirados.

4. Inhala y lleva los pulgares hacia los hombros, exhala y vuelve a la posición inicial.

5. Hazlo lo más rápido que puedas sin que los pulgares lle-
    guen a tocar los hombros.

6. Continúa con una respiración poderosa durante 2 minutos
    hasta un máximo de 7 minutos.

4

PARA ABRIR EL CORAZÓN
Y DESARROLLAR LA COMPASIÓN

¿Alguna vez te has hecho el propósito de actuar más desde corazón, y no tanto con la cabeza? ¿Recuerdas lo que te sucede físicamente en la zona del pecho cuando experimentas un sentimiento de amor?

Todas las tradiciones antiguas han relacionado el corazón con los sentimientos y las emociones. Hoy sabemos que el corazón es mucho más que un órgano que late y en el que hay un pequeño cerebro que tiene inteligencia.

En la década de los noventa, unos científicos de la Universidad de Montreal descubrieron que tenemos en el corazón unas 40.000 neuronas especializadas, o neuritas sensoriales. Estas llevan y traen información, funcionan como un pequeño cerebro en el que hay una sofisticada red de neurotransmisores, proteínas y células de apoyo, muy parecidas a las que se encuentran en el cerebro. Gracias a esta red, el corazón puede pensar, tomar decisiones, aprender, recordar, percibir y sentir. Podemos decir que la principal función del cerebro del corazón es traducir las emociones a un lenguaje que el cerebro pueda interpretar. La vida se desarrolla según la manera en la que sentimos. Por ejemplo, si nos enfrentamos a una situación que provoca un pico de estrés, el corazón la detecta y ordena al cerebro que produzca más adrenalina para poder afrontarla.

A la mayoría de las personas les resulta muy difícil mantenerse o actuar desde el corazón. Cada día generamos unos 60.000 pensamientos, de los cuales una gran parte son negativos y ni siquiera nos damos cuenta de su carga. El corazón es constante, late aproximadamente, según la persona, entre 65 y 70 veces por minuto. Cuando te sincronizas con el latido del corazón, todo se pone a favor.

Práctica n.º 4 de Kundalini Yoga

Haz esta meditación cuando necesites actuar desde el corazón con compasión.

COMENTARIOS: te llevará a un estado de neutralidad desde el cual podrás servir como canal, sin ego, sin mente, con el corazón abierto.

Siéntate en postura fácil.

PARTE 1

1. Bloquea la fosa nasal derecha con el pulgar de la mano derecha.

2. Inhala suavemente por la fosa nasal izquierda.

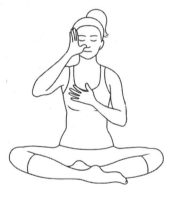

3. Exhala a través de los labios fruncidos, igualando la intensidad y profundidad de la inhalación tomada previamente.

4. La mano izquierda descansa en el centro del pecho.

5. Para terminar, relaja las manos y la respiración. Tiempo: 5 minutos.

PARTE 2

1. Medita durante otros 2 minutos
   en el flujo natural de la respiración.

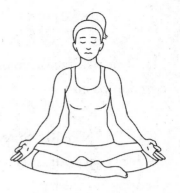

5

PARA CURAR UN CORAZÓN ROTO

Comparto contigo esta meditación de Kundalini Yoga (creada por Yogui Bhajan) para curar las heridas de un corazón roto. Es una meditación muy relajante. El sistema nervioso y tu respiración se relajarán para renovar tu razón y tu mente.

Sin duda, a lo largo de tu vida te han traicionado alguna vez y te has sentido herido, han roto tu corazón. Para algunas personas hablar de ello es un alivio, para otras mantenerlo oculto es la única opción, sin darse cuenta de que eso les conduce a una depresión fría. Están deprimidas, pero no son conscientes de ello. Sienten el impulso de destrozar todo lo que tienen, de destruir todo lo que les rodea, pues creen que en su entorno nada funciona como debería.

Tenemos que traer calma a los nervios que sostienen la herida para que se puedan sanar las heridas emocionales de un corazón roto. Si hemos experimentado la ruptura de una relación, ya sea con otros o con nuestro ser, se produce una reacción casi idéntica en el sistema nervioso y el cerebro, es como si se crease una herida física.

PRÁCTICA N.º 5 DE KUNDALINI YOGA

POSTURA: siéntate en postura fácil, con la columna recta y una ligera cerradura de cuello (mentón hacia abajo y hacia atrás).

MUDRA: palmas juntas, tocándose ligeramente. La punta del dedo de Saturno (dedo medio) está al nivel del punto del tercer ojo. Los antebrazos están paralelos al suelo, los codos un poco hacia arriba. Mira hacia dentro.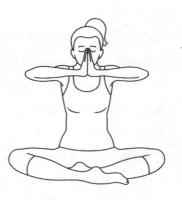

Este mudra crea equilibrio, ajusta el meridiano del corazón y aplaca tormentas emocionales.

TIEMPO: 11, 31 o 62 minutos.

(No hay mantra ni respiración especificados).

6

DOCTOR FEELGOOD

El estado de ánimo es un sentimiento de fondo que persiste en el tiempo. Marca la actitud con la que nos comportamos en un momento dado ante las situaciones que la vida nos trae. Es una forma de estar y su duración es más prolongada que la de una emoción, siendo menos intensa pero más duradera, resulta y menos probable que se active por un suceso o un determinado estímulo externo.

En lenguaje coloquial, decimos que estamos de buen o de mal estado de ánimo, que nos sentimos bien o deprimidos.

Práctica n.° 6 de Kundalini Yoga

Haz este kriya cuando te sientas decaído. Cuando necesites cambiar tu estado de ánimo y conectarte con el éxtasis de la vida. Al finalizar te sentirás a gusto contigo mismo, lleno de confianza y optimismo.

Uno de los efectos de este kriya es que tus sueños se volverán claros y lúcidos. Los ejercicios 1, 2 y 3 te llevarán a un estado de éxtasis y crearán un escudo protector a tu alrededor.

1. Inhala en 3 tiempos cantando mentalmente y en silencio «Sat Nam». Retén el aire un momento y exhala girando la cabeza de lado a lado mientras cantas en silencio Wahe Guru. Wahe girando la cabeza al lado derecho y Guru girando la cabeza al lado izquierdo. Puedes cantarlo en voz alta («Wahe Guru») y conectar con la corriente de sonido.

   Continúa así durante 7 minutos.

   Relájate. Te sentirás bien al instante y percibirás la energía de todos los planetas.

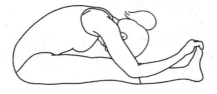

2. Postura de la pinza. Relájate por completo, agarra los dedos gordos de los pies si llegas a ellos. Concéntrate en el sexto chakra (entrecejo).

    Este ejercicio despeja la parte frontal del cerebro.

    (No se especifica el tiempo, suelo hacerlo entre 3 y 7 minutos).

3. Repite el ejercicio 1.

4. Mudra de flor de loto: respira largo y profundo, llena las manos con fuego, dándole forma al fuego como si fuera una antorcha. Mira hacia la punta de la nariz y los pulgares.

    (No se especifica el tiempo, suelo hacerlo entre 3 y 7 minutos).

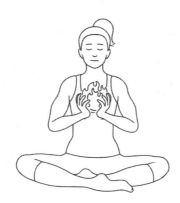

7

CAMBIAR EL EGO

> Si observo el flujo de mis pensamientos y
> soy consciente de ellos, puedo modificar
> mi diálogo interno.
>
> VIKRAMPAL

El ego es uno de los conceptos más controvertidos, con escuelas que lo demonizan y que hablan de «matar al ego», ya que creen que todos los problemas nacen de él. El ego nos diferencia a unos de otros, define nuestra forma de actuar y refleja que, aunque en esencia todos los seres humanos somos iguales, todos somos distintos. La esencia individual, el ego, nos hace complemente distintos.

Cuando está desequilibrado te limita y asusta, te pone en un estado mental de apego que te impide moverte fuera de tu zona de confort. Te hace sentir cómodo, pero no puedes fluir. Te vuelve precavido y poco a poco te va alejando kilómetros y kilómetros de tu destino y la felicidad.

No se trata de demonizarlo, pues lo necesitas, pero bien colocado para que pueda servirte en este viaje. En efecto, ¡necesitas tu ego! Una de sus funciones más importantes reside en nuestra personalización, protección y subsistencia. El ego crea tu identidad individual, marca límites, da información y te proporciona motivación para que puedas alcanzar lo que necesitas.

Hay cualidades de nuestro ego, de nuestra identidad, que nos pueden dificultar las relaciones, como, por ejemplo, un exceso de autoestima o un miedo exagerado a no ser aceptados. En suma, todo aquello que muchas personas les impide sentirse libres de mostrarse tal y como son, y fluir con la vida.

Tu ego se descontrola cuando vives pendiente de satisfacer las expectativas de tus padres, pareja, hijos, amigos, jefes, compañeros..., cuando pones toda tu energía en amoldarte a los patrones sociales y terminas olvidándote de lo que eres, de tu esencia, y te identificas con las cosas materiales que posees, o con lo que haces en tu trabajo, centrándote sin cesar en obtener la aprobación de los demás.

Haz esta meditación cuando quieras equilibrar esas cualidades de tu ego que no te favorecen.

Siéntate en postura fácil con una ligera cerradura de cuello.

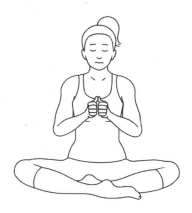

POSICIÓN DE LOS OJOS: fija los ojos en los nudillos de los pulgares. Abre los párpados muy poquito.

MUDRA: mantén la columna recta y el pecho ligeramente elevado. Relaja los brazos a los lados. Levanta las manos delante del centro del pecho, a la altura del corazón. Las palmas miran una a la otra. Flexiona los dedos para formar un puño relajado. Mantén los pulgares extendidos y apúntalos hacia arriba. Acerca las manos entre sí hasta que los segmentos superiores de los pulgares se toquen. El resto de las manos permanecen separadas.

PATRÓN DE RESPIRACIÓN: enfoca toda tu concentración en la respiración. Crea un ritmo de respiración constante con la siguiente secuencia:

- Inhala a través de la nariz, lentamente. La duración es aproximadamente de 8 segundos.
- Aguanta la respiración unos 8 segundos.
- Exhala el aire a través de la nariz en 8 tiempos iguales.
- Retén la respiración durante 8 segundos.

Una vez que este patrón está establecido, puedes incrementar el tiempo gradualmente de 8 segundos a tanto como quieras. Si aumentas el tiempo, mantén el mismo tiempo en cada sección del pranayama.

TIEMPO: desarrolla esta práctica progresivamente. Comienza con 3 minutos. Añade de 3 a 5 minutos por semana de práctica hasta incrementar el tiempo a 31 minutos.

PARA FINALIZAR: inhala profundamente, estira los brazos y las manos sobre la cabeza, abre y cierra los puños varias veces. Relaja la respiración.

COMENTARIOS: esta meditación tiene muchos efectos beneficiosos. Puede usarse para combatir la tensión y la hipertensión. También crea una concentración profunda y un desapego que te permite observar tus apegos. Una vez que identificas tus apegos, los puedes dejar ir. Desidentifícate de ellos o entrega el objeto de apego al infinito, al cosmos o a Dios. Algunas veces, oirás fuertes sonidos internos tales como tambores, campanas, silbidos, etc. Parte de esto puede deberse a ajustes de presión en el cráneo y en los tímpanos. Si los sonidos se desarrollan en la meditación profunda, se trata de un ajuste normal de las neuronas en la corteza cerebral. Este fenómeno pasará rápido, y no te debe distraer del proceso y del enfoque principal de la meditación.

8

DESARROLLAR LA INTUICIÓN

> Haz de la meditación el arte de la vida, haz
> de la meditación la ciencia de la vida, porque
> solo así puedes desarrollar la intuición, y si
> tienes intuición no tendrás duda.
>
> Yogui Bhajan

La intuición es nuestra capacidad para saber qué es lo que viene, no con la finalidad de cambiarlo, sino de prepararnos para afrontarlo. En psicología se describe la intuición como el conocimiento que no sigue un camino racional para su construcción y formulación. Por lo tanto, no puede explicarse o verbalizarse. El problema surge cuando vives guiándote más por tus emociones y sentimientos que por tu intuición, con lo que impides así que esta se desarrolle. Se trata de una herramienta muy valiosa para elegir qué hacer y qué no hacer. Nos permite acceder a una información que no está analizada racionalmente, sino que se percibe en el plano inconsciente y se manifiesta como un pálpito. Cuanto más sigamos la voz de la intuición, más podemos beneficiarnos de ella.

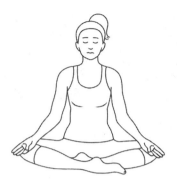

«Este kriya es mi regalo para ti. Si haces este ejercicio 11 minutos cada día, desarrollarás una poderosa intuición que te prevendrá claramente del peligro o la calamidad. Y esto no es lo mejor. Esto es solo un truco. Lo mejor es que tendrás autocontrol cuando te enfades. Es una rara cualidad humana. Cuando un humano enfadado tiene el control, puede dominar el mundo. En setenta y dos horas este ejercicio mostrará sus efectos. Despertarás de un sueño y darás con la solución a los problemas. Resulta muy efectivo. Si consigues 3 de los 11 minutos, ¡has ganado la partida!

Tu poder como controlador del mecanismo de tu cerebro trabajará para ti y tendrás más vitalidad para enfrentarte a las vicisitudes. La vida no es lo que tú piensas. La vida es un proceso frecuencial muy alto, que presiona a través de ti, y es tan poderoso como tú puedas imaginarte».

YOGUI BHAJAN

POSTURA:

- Siéntate en postura fácil y con la espalda recta.
- La barbilla y el pecho hacia fuera.
- Mantén el equilibrio de las caderas.
- Mantén de manera segura y uniforme el peso sobre el hueso pélvico.

MUDRA:

- Coloca el dedo pulgar sobre el dedo meñique, manteniendo los otros dedos juntos y estirados.
- Cuando el dedo meñique (Mercurio) está firmemente cogido, favorece que los otros dedos mantengan el estiramiento.
- Las manos permanecen apoyadas en las rodillas, con los dedos apuntando hacia fuera y las palmas enfrentadas.

OJOS:

- Los ojos miran la punta de la nariz.
- «Si realmente miras la punta de la nariz, verás un círculo azul debajo. Es un ligero azul oscuro, pero como una enorme perla. Tiene un hemisferio y tú miras parte de él. Mantenlo visible».

YOGUI BHAJAN

REALIZACIÓN:

- Coloca la punta de la lengua arriba y atrás, lo más atrás que puedas. Imagina que estás estirando. Mantén la posición.
- Si lo haces correctamente, tu mente se volverá muy pesada, tan pesada como el plomo en pocos minutos.
- Todo lo que necesitas es que el músculo central de la lengua esté estirado y hacia atrás, y que se mantenga sólido y estable.

TIEMPO: 11 minutos.

PARA FINALIZAR:

- Inhala de 20 a 25 segundos estirando el músculo de la lengua, y hazlo coincidir con el estiramiento del resto de los músculos del cuerpo.
- Repítelo dos veces más, y la tercera sacudiendo el cuerpo.

COMENTARIOS: si mantienes la postura de manera perfecta, con el dedo meñique bajo control y la lengua estirada al máximo, conseguirás la iniciación de la intuición. La intuición es una facultad que no tiene precio, de la cual la humanidad no puede prescindir para vivir en la Tierra. Si mantienes estirada la lengua, tus oídos pueden zumbar y notarás la frente como una masa pesada. El tiempo de esta práctica se te hará eterno, pero puedes hacerlo. Tu mente es tu sirviente y tú eres el maestro.

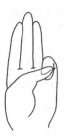

9

PARA ACEPTARTE TAL COMO ERES

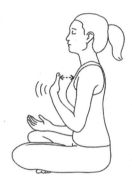

Si sientes que no avanzas, si te asaltan las dudas, si tu autoestima es baja, si no tienes trabajo y estás esperando a que alguien te contrate, esta meditación de Kundalini Yoga tal vez pueda ayudarte. ¿Te has preguntado si esa situación que vives y que no te hace feliz tiene que ver con darte cuenta de quién eres y de aceptarte tal como eres?

En mi experiencia como *coach* transpersonal y como terapeuta de sonido, he conocido a muchas personas que han podido dar los primeros pasos en su transformación personal a partir de aceptarse, con sus luces y sus sombras. Y con el descubrimiento del poder ilimitado de nuestra mente para crear nuestra realidad.

Te invito a experimentar esta meditación. Deseo que te sirva de ayuda.

PRÁCTICA N.° 9 DE KUNDALINI YOGA

1. Siéntate en postura fácil. Con la columna recta y con la mirada hacia delante.

2. Coloca la mano derecha sobre la rodilla derecha con la palma hacia arriba y la mano izquierda frente al centro de tu pecho, a unos 15 cm con la palma mirando hacia tu cuerpo.

3. Canta en voz alta el mantra «yo soy», mientras llevas la mano izquierda a unos 10 cm de tu corazón. Al decir «yo soy» por segunda vez, aleja la mano a la distancia anterior. Continúa cantando el mantra mientras realizas este movimiento con la mano, que te ayudará a tener una experiencia expandida de tu ser más allá de los límites corporales. Al hacer esta meditación visualiza que cuando tu mano se acerca al corazón representa a tu pequeño yo. Cuando se aleja, a tu ser ilimitado, grande y siempre en expansión.

TIEMPO: 3 a 11 minutos.

PARA FINALIZAR: inhala profundamente y suelta el aire despacio.

COMENTARIOS: el propósito de esta meditación radica en fundir el ser pequeño con el grande e infinito, una y otra vez. Esto te ayudará a tener mayor conciencia de ti mismo/a y también a reconocer que eres un ser lleno de posibilidades y conectado con tu entorno. Podrás sentir lo grande, inmensa y fuerte que es tu realidad.

10

PARA ELIMINAR MIEDOS
Y RENACER CONSTANTEMENTE

Cuando estamos en el útero nuestra madre es nuestro universo. Todas las emociones que ella experimenta las sentimos como si fuesen nuestras. La experiencia del miedo no se borra con facilidad, ya que en la mente se queda registrado con más intensidad lo que nos ha hecho daño. Durante 37 o 42 semanas nuestra madre nos nutre, y también nos alimenta de sus sueños, deseos, alegría, de su estrés, sus frustraciones, y especialmente nos transmite sus miedos. Estos se volverán parte de nuestra personalidad. Científicos de la de la Universidad de Nueva York y de la Escuela de Medicina de la Universidad de Michigan han demostrado que, desde el vientre, el bebé puede sentir y aprender la expresión maternal del miedo.

Este kriya te ayuda a liberar los miedos y a renacer con un nuevo nivel de conciencia.

MANOS SOBRE EL CORAZÓN:

Siéntate en postura fácil con la espalda recta.

Cruza las manos sobre el centro del corazón, la mano derecha sobre la izquierda. Cierra los ojos.

Abre la boca y respira hondo desde la garganta. Hazlo durante 7 minutos.

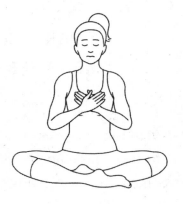

POSTURA DE BEBÉ:

Recuéstate en postura de bebé. Medita en todo el dolor que sentiste mientras estabas en el vientre de tu madre y déjalo ir. 1 ½ minutos.

Revive el momento de tu nacimiento. 3 minutos.

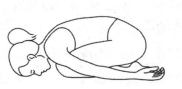

Continúa en postura de bebé y mantén una quietud profunda. 2 minutos.

Inhala, retén la respiración, idealmente, 1 minuto mientras bombeas el ombligo. Siéntete hermosa/o. Imagina y percibe mucha luz en tu cabeza. Exhala e inhala. Retén la respiración 15 segundos mientras bombeas el ombligo. Exhala y relájate.

POSTURA FÁCIL:

Lentamente, toma asiento y canta «Wahe Guru Wahe Jio». Siéntete libre e inocente, canta como un bebé. 8 ½ minutos.

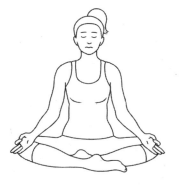

Para terminar: inhala, retén la respiración lo máximo que puedas sin forzar mientras te enfocas en el entrecejo. Bendícete a ti mismo/a.

Usa esta luz para autorregenerarte. Exhala y repite dos veces más.

11

KRIYA PARA ELIMINAR LA IRA

> El cuerpo se beneficia del movimiento, la
> mente se beneficia de la quietud.
>
> SAKYONG MIPHAM RIMPOCHE

La ira es una emoción que va acompañada de un sentimiento de enfado de elevada intensidad. Cuando la sentimos se produce un incremento del ritmo cardiaco, de la presión arterial y de los niveles de adrenalina en sangre. La piel puede enrojecerse, empezar a sudar, a la vez que los músculos se tensan y la respiración se acelera.

Como toda emoción, es necesaria y forma parte del proceso adaptativo a una nueva situación interna o externa. La ira nos impulsa a actuar, a defendernos o a luchar en circunstancias que no nos parecen justas.

Si no sabemos controlar la ira, además de los innumerables problemas que se crean en nuestras relaciones sociales, puede provocar un trastorno afectivo y de la personalidad. Las personas que mantienen un estado de irritación constante acabarán sufriendo problemas de la tensión arterial y trastornos cardiovasculares, úlceras, cáncer o enfermedades asociadas al dolor crónico.

Práctica n.º 11 de Kundalini Yoga

1. Acuéstate sobre la espalda en una postura relajada con los brazos a los lados, las palmas hacia arriba y las piernas ligeramente separadas. En esta postura comienza a roncar. Sigue así durante 1 ½ minutos.

2. Permanece tendido sobre la espalda, levanta las piernas a 15 cm y mantenlas estiradas con firmeza. Respira con normalidad. Sigue así durante 2 minutos. Este ejercicio nivela la ira, presionando el punto del ombligo para equilibrar todo el cuerpo.

3. En la misma postura sigue con las piernas levantadas a 15 cm, saca la lengua y empieza a hacer respiración de fuego por la boca durante 1 ½ minutos.

4. Sigue tendido sobre la espalda, levanta las piernas rectas a 90 grados, no dobles las rodillas, los brazos relajados a los lados. Comienza a golpear el suelo con las manos con toda la ira que puedas sacar de dentro de ti. Golpea con fuerza y rapidez. Sigue así durante 2 ½ minutos.

5. Todavía acostado sobre la espalda, lleva las rodillas al pecho envolviéndolas con tus brazos y saca la lengua fuera. Inhala por la boca y exhala por la nariz. Sigue así durante 2 minutos.

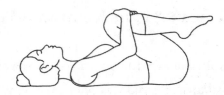

6. Siéntate en postura de célibe, abre los talones y las rodillas, con las nalgas apoyadas en el suelo. Cruza los brazos sobre el pecho apretándolos fuertemente contra el tórax. Dóblate hacia delante con la frente tocando el suelo como si estuvieras haciendo una reverencia. Vuelve a la postura inicial. Sigue así durante 2 ½ minutos. Intenta crear un ritmo de 30 flexiones por minuto; al llegar a los últimos 30 segundos acelera el ritmo al máximo.

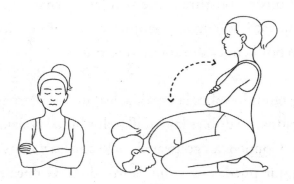

7. Sentado con las piernas extendidas delante de ti, empieza a golpear todo tu cuerpo con las palmas de las manos. Hazlo rápidamente durante 2 minutos.

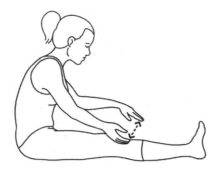

8. Ponte de pie. Inclínate hacia delante con la columna paralela al suelo, deja que los brazos y las manos cuelguen sueltos. Mantén la postura y canta durante 3 minutos. (Medita en la respiración).

9. Sigue cantando (o meditando en la respiración) y pasa a la postura de cobra, manteniendo los codos rectos y estirando la columna. Permanece así 1 minuto. Luego empieza a girar el cuello, sigue cantando o meditando durante 30 segundos. Todavía en cobra, empieza a golpear el suelo, alternando con los pies durante 30 segundos.

10. Siéntate en postura fácil y cierra los ojos. Extiende los brazos hacia arriba, manteniéndolos rectos y entrelazando los dedos de las manos con los índices apuntando hacia arriba. Haz Sat Kriya durante 1 minuto y 15 segundos.

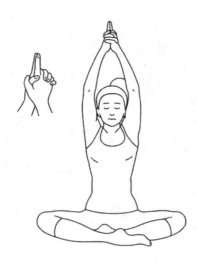

11. Tiéndete sobre la espalda y duerme durante 5 minutos.

COMENTARIOS: la ira que guardamos en nuestro interior es la base de complejos, tales como los de inferioridad y superioridad, de manipulación y mentiras. Tiene un papel importante en todas las enfermedades de la piel, el mal comportamiento, las decisiones incorrectas, y además arruina el éxito conseguido en los negocios y destruye relaciones. La ira interior bloquea la posibilidad de tener una relación con uno mismo. Este kriya trabaja sobre los sistemas del cuerpo para liberarnos de nuestra ira interna.

12

MEDITACIÓN PARA SANAR ADICCIONES

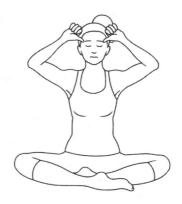

Si buscamos en el diccionario de la Real Academia Española (RAE) el significado de la palabra «adicción», encontramos esta definición: «Dependencia de sustancias o actividades nocivas para la salud o el equilibrio psíquico».

La sociedad digital nos ha traído nuevos elementos que nos hacen sentir una necesidad impulsiva de consumir. Todo un universo tecnológico forma parte de todas las áreas de nuestra vida y en particular se potenció exponencialmente durante la pandemia: trabajo, ocio, relaciones sociales, aprendizaje, amor, sexo, entre otros aspectos, se han visto afectados.

En la sociedad analógica, cuando hablábamos de adicciones, automáticamente pensábamos en la dependencia del alcohol, el tabaco, las drogas o el sexo. Con la digitalización han aparecido nuevas adicciones, entre las que se encuentran el juego patológico, el uso compulsivo de las nuevas tecnologías, del teléfono móvil y el abuso de psicofármacos. Esto ha repercutido en la clasificación de enfermedades establecida por la Organización Mundial de la Salud (OMS), que ha incluido el trastorno por videojuegos. Además, han aparecido otras adicciones tecnológicas:

- *Binge watching* o consumo masivo de series.
- Nomofobia o miedo irracional a perder el teléfono móvil, quedarse sin batería o sin conexión wifi.
- Cibersexo, cuyo uso excesivo e incontrolado genera problemas personales laborales y sociales.
- *Ghosting* o desaparecer sin dar ninguna explicación a la otra persona. Una situación que se produce especialmente entre los usuarios masculinos de las páginas de citas.

Haz esta meditación cuando quieras liberarte de tus hábitos tóxicos.

POSTURA: siéntate en postura fácil, con la columna bien recta. Mantén una ligera cerradura de cuello (Jalandhar Bandh).

MUDRA: forma un puño con cada mano y extiende los dedos pulgares. Colócalos en las sienes y busca el hueco en la parte baja anterior del hueso frontal, encima de la sutura esfenotemporal en la que los pulgares encajarán perfectamente. Mantén los labios cerrados y aprieta con fuerza las muelas posteriores. Mantén los dientes presionados todo el tiempo y, de manera alterna, aprieta los molares con fuerza y relaja la presión. Se moverá un músculo rítmicamente por debajo de los molares. Mantén la presión de los pulgares en las sienes.

MIRADA: ojos completamente cerrados, la atención se enfoca en el tercer ojo.

RESPIRACIÓN: suave y profunda.

MANTRA: canta mentalmente los cinco sonidos primordiales (Panj Shabd). S, T, N, M, A, en la forma original de la palabra:

- Saa: infinito, cosmos, el principio.
- Taa: vida, existencia.
- Naa: muerte, cambio, transformación.
- Maa: renacimiento.

Para finalizar: inhala profundamente, retén, exhala y relájate en completo silencio al menos durante 1 minuto. Inhala, exhala.

Estira la columna, con las manos lo más arriba posible. Separa los dedos ampliamente, toma varias respiraciones profundas y relájate.

TIEMPO: de 5 a 7 minutos. Con la práctica, puedes aumentar a 20 minutos y más adelante llegar a los 31 minutos.

COMENTARIOS: cuando deseamos terminar con un hábito insano, se ha de producir un cambio químico en el cerebro. Según la ciencia yóguica, las adicciones se producen por un desequilibrio en torno a la raíz de la glándula pineal en el centro del cerebro. Esta meditación es ideal para lidiar con nuestra neurosis adictiva, especialmente para combatir la dependencia de las drogas, las enfermedades mentales y las fobias.

El ser humano moderno está atrapado por las adicciones. Obsérvate, observa tu entorno: tabaco, alcohol, azúcar, comida rápida, drogas, tecnología, redes sociales, emociones negativas... Todo esto nos lleva a patrones de actuación neuróticos.

Usa esta meditación para aliviar todo tipo de adicciones mentales, emocionales y físicas. La presión ejercida con los pulgares creará una corriente rítmica hacia el cerebro que activará el área por debajo de la raíz de la glándula pineal. El desequilibrio en esta zona es lo que hace que las adicciones mentales y físicas sean difíciles de romper.

13

MEDITACIÓN ANTÍDOTO
DE LA DEPRESIÓN

La depresión es un trastorno del estado de ánimo que implica un sentimiento persistente de tristeza y pérdida de interés que permanece en el tiempo. Hoy en día es uno de los problemas sociales que mayor peso y coste tienen para nuestra sociedad. Según la OMS, es la principal causa de discapacidad en el mundo entero y afecta a todos los segmentos de edad: adultos, adolescentes y niños.

Situaciones traumáticas como el duelo por la pérdida de un ser querido, un despido o una ruptura de pareja pueden provocar depresión. Como ser humano decides todo lo que viene a tu vida, porque todo está en tu mente. Eres lo que eres porque eso está en tu mente. Todo se encuentra en tu mente.

Hay dos formas de vivir. ¿Eres del grupo de personas que maneja las situaciones o del que es manejado por las situaciones?

En la práctica de Kundalini Yoga consideramos que el trastorno mental de la depresión es, básicamente, producto de un ego que no es capaz de manejar las situaciones de la vida cotidiana, especialmente las que provienen del pasado.

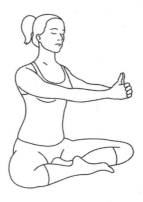

Esta meditación es un buen remedio para salir de estados depresivos. Te recarga de energía y te da fuerza para afrontar un nuevo día (NO REEMPLAZA el diagnóstico o tratamiento médico especializado en depresión).

Siéntate con la columna derecha en postura fácil. Los brazos tienen que estar extendidos hacia delante y paralelos al suelo. Cierra la mano derecha. Envuélvela con los dedos de la mano izquierda. La base de las palmas debe tocarse entre sí. Los pulgares deben estar juntos y estirados. Los ojos deben estar enfocados sobre los pulgares. 3-11 minutos.

Ahora inhala en 5 segundos. No retengas el aire dentro. Exhala en 5 segundos, sostén la respiración sin inhalar durante 16 segundos. Inhala y continúa con este patrón de respiración.

Empieza este ejercicio durante 3 o 5 minutos y ve aumentando el tiempo progresivamente hasta llegar a los 11 minutos.

Con la práctica podrás incrementar el tiempo de retención sin inhalar hasta lograr sostener el aire fuera durante 1 minuto. Sin embargo, ten cuidado y obsérvate por si fuerzas sin haber hecho el proceso correctamente, ya que podrías marearte o tener náuseas.

COMENTARIOS: esta meditación es un antídoto para la depresión. Descubrirás que, si se practica bien, te recargará totalmente y te dará la capacidad de afrontar las situaciones que nos trae la vida.

14

MEDITACIÓN PARA LA ANSIEDAD

La ansiedad es un sentimiento de miedo, temor e inquietud. Los síntomas físicos que la provocan pueden ser sudoración, inquietud, tensión y palpitaciones.

Suele tratarse de una reacción normal a un pico de estrés. Hay que tener en cuenta que es un mecanismo natural que nos ayuda a enfrentar una situación, dándonos un impulso de energía o ayudándonos a concentrarnos para poder solucionar con éxito una dificultad. El problema surge cuando la ansiedad no desaparece y va a más, según pasan los días, interfiriendo en las actividades diarias, dificultando el rendimiento profesional, escolar y afectando a las relaciones sociales.

A menudo se manifiesta como una preocupación excesiva por la salud, la situación financiera o el dinero, el trabajo y la familia. Otras personas pueden sufrir ataques de pánico que surgen repentinamente sin que exista un peligro aparente o por una fobia a algo que no tiene ningún peligro real.

Cada vez hay más estudios científicos que corroboran que la meditación es de gran ayuda en el tratamiento de este trastorno. Uno de los últimos estudios (publicado en la revista *JAMA Psychiatry* en 2022) muestra cómo un programa de meditación de 8 semanas obtiene los mismos resultados en la reducción de la ansiedad que la ingesta de un medicamento (escitalopram) durante el mismo periodo.

Cuando subes en tu nivel de conciencia y abandonas el rol de víctima, la rutina diaria de meditación cerrará la puerta a este trastorno. Solo hace falta que mantengas el compromiso contigo mismo. La fuerza de voluntad y la disciplina son tus mejores aliados.

Esta meditación te ayuda a vencer la ansiedad a través de la respiración consciente.

Siéntate con la columna recta en postura de meditación. Las palmas están juntas en el chakra del corazón, en posición de oración con los pulgares presionando el esternón.

Lleva tu atención al entrecejo con los párpados ligeramente cerrados.

Inhala por la nariz en 4 tiempos iguales, como si estuvieras oliendo algo. Exhala en 4 tiempos iguales. En cada una de las respiraciones contrae con fuerza el punto del ombligo.

Practica durante 3-5 minutos.

Para terminar, inhala profundamente y presiona las palmas juntas con la mayor fuerza posible durante 10 segundos. Luego exhala.

Relájate de 15-20 segundos.

Repite esta secuencia dos veces más.

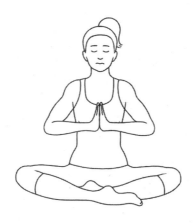

COMENTARIOS: esta meditación ayuda a vencer la ansiedad, la confusión y las conmociones de la mente a través de la respiración consciente. Nos conecta con nuestro ser interior y nos posibilita experimentar un poder superior a nosotros. Esto afectará de manera positiva a nuestro estado mental.

15

MEDITACIÓN PARA VOLVERTE UNA PERSONA LIBRE DE ENFERMEDADES

Según la antroposofía, el ser humano está diseñado para vivir 125 años. Esta afirmación fue corroborada por un análisis demográfico global, que se publicó el 5 de octubre de 2016 en la revista *Nature*. Dicho estudio confirmó que existe un límite máximo natural para la vida humana, fijado en unos 125 años.

Nuestro estilo de vida, los alimentos procesados, la contaminación de las grandes ciudades, el estrés, el insomnio y los hábitos no saludables acortan este tiempo, alterando gravemente tu salud.

Los hábitos saludables (practicar deporte, yoga, meditación, caminar al menos 30 minutos diarios, dormir lo suficiente y llevar una alimentación equilibrada y variada) aumentan la calidad de vida y ayudan a prevenir las enfermedades cardiovasculares y las respiratorias, la obesidad, la diabetes...

Desde la perspectiva espiritual, la enfermedad es una manifestación de tu desconexión con tu alma. Sanar es recuperar la salud, el equilibrio que se ha perdido.

Como terapeuta de uno mismo, cuando te reconectas se produce la sanación espiritual. Como tu propio sanador, tienes que atraer magnéticamente, a través de la meditación, el poder de conectarte con tu alma. Observarás que luego atraerás a personas a las que puedes ayudar y tendrás la energía para hacerlo.

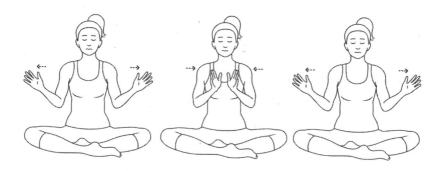

Esta meditación refuerza tu sistema inmune y armoniza tus cuerpos energéticos y tu sistema de chakras.

Siéntate en postura fácil con la espalda recta. Tus codos están doblados, las manos relajadas, como si fueras a aplaudir. Las manos se mueven hacia fuera y hacia dentro como si estuvieras aplaudiendo, pero no se tocan. Detén el movimiento cuando estén a 15 centímetros una de la otra. Muévete con ritmo y lentamente. Concéntrate en la energía que se puede sentir entre tus manos.

La respiración va en coordinación con el movimiento de las manos. Inhala en cinco tiempos por la nariz, mientras separas. Exhala en cinco tiempos por la boca, mientras juntas las manos. Cada tiempo dura lo mismo que el movimiento de las manos. No rompas el ritmo del movimiento y la respiración. 16 ½ minutos.

Para terminar, inhala profundamente y retén la respiración durante 20 segundos mientras presionas las manos contra tu cara tan fuerte como puedas. Exhala. Inhala de nuevo profundo, retén la respiración 20 segundos mientras presionas las manos contra el centro del corazón. Exhala. Inhala profundo, retén la respiración 20 segundos mientras presionas las manos contra el punto del ombligo. Exhala y relájate.

Esta es una terapia de energía magnética. La conexión energética entre las manos debe mantenerse todo el tiempo, no la rompas. Este ejercicio activa el centro de mando para despertar el sistema inmunológico.

«Haz esta meditación todos los días 11 minutos y sincronizarás tus chakras (centros energéticos) a un ritmo».

Yogui Bhajan

16

PRANAYAMA PARA EL CUIDADO
DE UNO MISMO

Uno de los tres pilares básicos de Kundalini Yoga es el pranayama.

«Prana» significa «energía vital». Es la fuerza de la vida, es la principal fuerza vital, es una energía que podemos percibir claramente mediante nuestros sentido sutiles. Cuando pasees por la naturaleza párate un instante y respira lento, suave y profundo y obsérvate. Concéntrate en sentir al respirar y observa el flujo de energía que recorre tu cuerpo cuando inhalas, así podrás sentir el prana. A los seres humanos se nos llama «praani» porque el prana es el que hace que nuestro cuerpo y nuestra mente funcionen.

«Yama» significa «expansión, manifestación o prolongación». Pranayama es el arte yóguico de la respiración, es el control de la respiración que nos da la vida. Está demostrado científicamente que la respiración por la nariz afecta a la dinámica neuronal, ya que modula la actividad del hipocampo, que está relacionado con el aprendizaje y la memoria. En el año 2020 se publicó un estudio (en la revista *Frontiers in Psychiatry*) que mostraba cómo un programa de 4 semanas de pranayama afectaba de modo significativo al estado de ánimo, pues reducía las emociones negativas y el nivel de ansiedad y mejoraba notablemente los niveles de atención.

Cuando una persona se acerca a las clases de Kundalini Yoga con gong, le pido que se comprometa a venir tres meses. En este periodo se produce una transformación en la calidad de vida del alumno, aprende a respirar y experimenta cómo los ritmos neuronales están directamente relacionados con el control de la respiración. Además, en este tiempo se consigue más equilibrio mental y emocional, mayor bienestar físico, eliminar toxinas y con la ayuda del gong se facilita la recuperación del sistema nervioso parasimpático y la liberación del estrés físico y emocional.

Cuidar de uno mismo supone un compromiso con este maravilloso don que es la vida. Implica acciones y actitudes conscientes que te ayudarán a mantener el bienestar y la salud. Debe incluir actividades físicas, así como una buena inteligencia emocional que te permita adaptarte rápidamente a las situaciones que van a ir apareciendo en tu día a día.

Estas actividades pueden ser:

- Ventanas de redes sociales: establece un horario para el consumo de información digital y el ocio en redes sociales.

- Lectura: dedica un mínimo de 30 a 60 minutos diarios a la lectura de algo constructivo.
- Afirmaciones positivas diarias: que te recuerden lo valioso que eres, tus metas, que te den seguridad, confianza y que refuercen tu autoestima.
- Espacios de relajación: puedes hacer pranayamas, meditaciones, escuchar gong, tener una rutina para conciliar el sueño...
- Disolver el dolor a través de la creatividad: escribir poemas, cuentos, relatos, dibujar, cantar, bailar... Estas actividades creativas son de gran ayuda para liberarte y procesar las emociones, que de otra manera te arrebatarían toda la energía.
- Atención al cuerpo físico: ten una rutina de yoga que te haga sentir bien. También puedes dar un paseo, hacer ejercicios de estiramientos o cualquier otra actividad o deporte que te permita conectarte con lo que tu cuerpo necesita.
- Conocer y comunicar tus límites: habla con tus personas cercanas de lo que está bien para ti. Pon límites, aléjate de las situaciones y de las personas que son demasiado estresantes o desencadenantes de conflictos emocionales.
- Pedir ayuda: es importante que desarrolles el hábito de dejarte ayudar y pedir ayuda cuando sientas que las situaciones te sobrepasan.

PRÁCTICA N.º 16 DE KUNDALINI YOGA

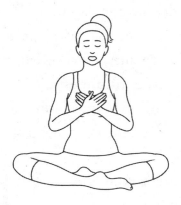

Este pranayama te da energía interna, refuerza tu sistema inmunológico y limpia el cuerpo de toxinas.

Siéntate cómodamente en una postura meditativa.

MUDRA: coloca las manos cruzadas sobre el centro del corazón, la derecha sobre la izquierda. Abre la boca y forma un círculo ajustado y preciso, como la boca de un verraco.

OJOS: cierra los ojos y siente el área debajo de las palmas.

RESPIRACIÓN: respiración de cañón estable y poderosa. Deja que tu mente se enfoque en el aro de tu boca y dale forma de aro a tu respiración.

TIEMPO: 5 minutos.

PARA FINALIZAR: inhala y retén la respiración. Relaja la boca. Repite mentalmente: «Yo soy bella/o, yo soy inocente, yo soy inocente, yo soy bella/o». Exhala por la nariz. Haz esto un total de cinco veces y después relájate.

COMENTARIOS: la respiración para el autocuidado incrementa la energía interna y beneficia el sistema inmune.

17

MEDITACIÓN PARA VENCER EL MIEDO Y DESPERTAR LA INTUICIÓN

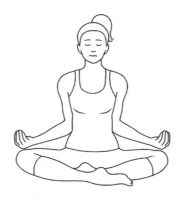

Esta práctica, además de potenciar tu capacidad para meditar, trabaja simultáneamente sobre el miedo para que logres superarlo y a partir de ahí poder abrir e incrementar tu intuición.

Práctica n.º 17 de Kundalini Yoga

Una de las claves de esta meditación para liberarte del miedo radica en la retención de la respiración después de exhalar.

Retener la respiración es una práctica habitual en Kundalini Yoga y una habilidad que todo yogui desarrolla. No te preocupes, se trata de algo que también está a tu alcance. No tenses los músculos del cuello y la garganta, ni bloquees la lengua. Obsérvate y relaja los músculos del diafragma, las costillas y el abdomen. Ten en cuenta que cuando estés manteniéndote sin respirar después de exhalar, puede que la presión arterial disminuya e impacte en tu sistema nervioso parasimpático. Además, se producirá una liberación emocional del miedo.

Siéntate en postura fácil. Relaja los codos y colócalos pegados al cuerpo con los antebrazos paralelos al suelo. Las palmas de las manos están hacia arriba; junta las yemas de los dedos en mudra de loto cerrado. Cierra los ojos y enfócate en el punto de tu entrecejo. Mantén este foco. Inhala profundamente y exhala. Suspende la respiración sin inhalar mientras mentalmente repites la secuencia del mantra (4 veces): Sa Ta Na Ma en cuatro tiempos (cada vez). Vas a mantener tu respiración en pausa, sin inhalar durante 16 segundos.

Inhala profundamente, exhala y repite la secuencia otra vez. Continúa esta secuen cia cantando mentalmente durante la retención de la respiración.

TIEMPO: 11 minutos.

Para terminar, inhala, retén la respiración unos segundos y relaja.

COMENTARIOS: esta meditación tiene un patrón especial de respiración que te ayudará a domeñar el miedo y despertar tu intuición. Punto inmóvil en tu mente y en tu cuerpo. Practica esta meditación para moverte más allá del miedo y adentrarte en tu mente meditativa e intuitiva.

(Meditación compartida por Yogui Bhajan el 8 de julio de 1986).

18

MEDITACIÓN DEL PERDÓN

Una de las principales razones por la que nos cuesta perdonar es porque socialmente hemos sido impregnados, sobre todo a causa de las películas cinematográficas, por la idea de que el perdón es un sinónimo de debilidad y que lo único que compensa el daño recibido es la venganza. En el subconsciente colectivo está instalada la creencia de que si perdonamos a quien nos ha herido física, mental o emocionalmente, estamos facilitándole el camino para que vuelva a hacer lo que nos hizo, cuando esto no es así. Perdonar no es sinónimo de olvidar. No implica justificar el daño recibido, así como tampoco implica necesariamente reconciliarte con la persona que te ha hecho daño. Perdonar te hace libre, trae consigo soltar el dolor, el deseo de venganza y el rencor, además de conllevar la paz interior que te permitirá continuar con tu vida. Ten en cuenta que el dolor no se diluye con el paso del tiempo, puede que quede en un segundo plano en nuestro subconsciente. El acto de perdonar supone que no vas a consentir que ese sentimiento forme parte de tu vida, lo que te liberará de la negatividad y del rol de víctima que te impide ascender en tu nivel de conciencia.

Es importante que recuerdes lo siguiente: cuándo pidas perdón, no lo hagas solo de palabra. Pedir perdón implica compensar el dolor creado con una acción material que supere el daño producido.

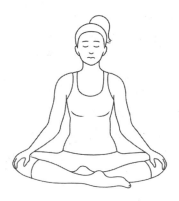

Esta meditación puede centrarse en una o más personas. Te permitirá abrir tu corazón a la luz y al amor:

1. Siéntate con la columna recta en una silla o con las piernas cruzadas. Descansa las manos en las rodillas. Repite en silencio: «Perdono a todas las personas por todas las cosas que han hecho alguna vez para lastimarme». Practica durante 3 minutos. Para terminar, inhala y retén el aire unos segundos. Exhala y relájate. Al otorgar perdón al otro, el enojo y resentimiento son liberados.

2. Mantente en la misma postura y mentalmente repite: «Yo pido y recibo perdón por todo lo que he hecho alguna vez para lastimar a otros». Practica 3 minutos. Para terminar, inhala y retén el aire unos segundos. Exhala y relájate. Al pedir y recibir perdón, la culpa y la vergüenza desaparecen.

3. Recuéstate sobre la espalda. Repite mentalmente: «Yo me perdono. Yo permanezco en el amor y la luz. Yo permanezco en Dios». Practica 5 minutos. Para terminar, inhala y retén la respiración unos segundos. Exhala y relájate.

COMENTARIOS: el poder del perdón trasciende el tiempo y el espacio y nos permite salir adelante con tranquilidad y confianza. Al perdonarnos a nosotros mismos, al perdonar a otros y al recibir perdón, nuestros corazones se abren a la luz y al amor.

19

BORRAR EL PASADO

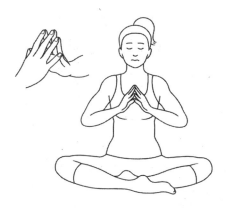

El cerebro nos puede definir por nuestros recuerdos. Da igual que sean positivos o negativos, los recuerdos conforman quien somos en este instante.

Un estudio científico realizado por la Universidad de Texas en Austin llevó a cabo una investigación para descubrir por qué para nuestro cerebro olvidar es más complicado que recordar. Los resultados mostraron que el cerebro está olvidando continuamente información y experiencias, en especial mientras dormimos, sin que seamos conscientes de ello.

El cerebro elige descartar todo lo que ha tenido poca importancia durante el día con el objetivo de ser más eficiente. Los datos visuales los olvidamos casi al instante, aproximadamente casi el 80 por ciento de las cosas que vemos se borran de nuestro cerebro: caras de personas con las que nos cruzamos, números de portales o matrículas de coches, colores de la ropa de nuestros amigos...

Cuando conscientemente queremos borrar determinadas experiencias vividas, el cerebro no cede y mantiene el recuerdo con la finalidad de que el hecho quede como una experiencia que nos permita seguir aprendiendo.

Las resonancias magnéticas mostraron que cuando una persona lucha por olvidar algo concreto, hay tres regiones en el cerebro en las que se concentra toda la energía que conlleva esta tarea de borrado. Estas zonas son la corteza prefrontal, la corteza temporal ventral y el hipocampo.

Se cree que olvidar es más complicado que recordar por la carga emocional y las asociaciones que se han creado en torno al recuerdo (imágenes, olores, sonidos y sensaciones físicas) y por la impronta de la emoción asociada, ya que el cerebro lo considera representativo y lo une a impresiones relacionadas con sucesos del pasado, lo que consolida aún más el recuerdo. Por lo tanto, olvidar es siempre más difícil que recordar, porque supone que hay que eliminar un fragmento de nuestro pasado e implica suprimir también la sinapsis cerebral vinculada al recuerdo.

Práctica n.º 19 de Kundalini Yoga

Ejercita esta meditación cuando necesites disminuir tu nivel de estrés y gestionar relaciones difíciles o conflictos emocionales no resueltos.

Siéntate en postura de meditación en el suelo o en una silla con la columna recta.

Coloca las manos en el centro del pecho, la punta de los pulgares y de los otros dedos están tocándose con la punta que les corresponde del pulgar y de los dedos de la otra mano.

Las puntas de los dedos quedan unidas y apuntando hacia arriba. Deja un espacio entre las palmas de las manos.

La mirada se enfoca a la punta de la nariz.

RESPIRACIÓN: inhala durante cinco segundos. Retén la respiración cinco segundos y exhala durante otros cinco segundos.

TIEMPO: De 3 a 11 minutos.

Para terminar, inhala, retén la respiración un tiempo que te sea confortable y luego exhala. Relaja el mudra y quédate en silencio observándote.

COMENTARIOS: esta meditación resulta muy útil para rebajar tu nivel de estrés. También puede ayudarte en la gestión de relaciones difíciles, problemas familiares del pasado y conflictos emocionales no resueltos.

20

RA MA DA SA: LA GRAN MEDITACIÓN
PARA LA SANACIÓN

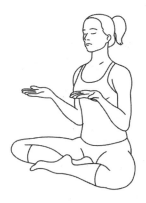

¿Podemos sanarnos a nosotros mismos? Posiblemente este sea uno de los temas más atractivos para la ciencia. El uso de placebos en investigaciones científicas y las remisiones espontáneas abren una puerta a estudiar el poder de nuestro cerebro y del cuerpo para regenerarse. Algunos estudios realizados sobre los factores comunes en los casos de remisiones espontáneas de enfermedades graves han identificado cuatro parámetros que aparecen siempre:

1. Las personas conectaron a través de la meditación con una inteligencia, la que nos da la vida, que regenera y mantiene el cuerpo.
2. Se hicieron responsables de su propia salud.
3. Empezaron a pensar en «quién quieren ser», y a partir de ahí llegaron a una situación de claridad mental sobre el estado de una situación y el tipo de vida que querían llevar.
4. Hubo una pérdida temporal de conexión con el paso del tiempo.

El Siri Gaitri Mantra es muy conocido por su poderoso efecto de sanación. En Kundalini Yoga se medita con él para sanarse a uno mismo, o enviar energía de sanación a cualquier otra persona que lo necesite y que nos dé permiso previamente. Se trata de una de las joyas de Kundalini Yoga. Es único, ya que su vibración capta la energía de sanación del cosmos (al igual que el reiki), como un diamante capta la luz del sol.

Es un Asthanga Mantra, ya que está compuesto por ocho sílabas. Este ritmo de ocho tiempos resuena con la energía kundalini. Por otro lado, es también un Sushumna Mantra, sus ocho sonidos estimulan la energía kundalini para que fluya por el canal central de la columna vertebral y suba por el sistema de chakras, o centros de energía, y así producir un ajuste del metabolismo y crear un nuevo nivel de energía en el cuerpo. También activa la mente neutral al equilibrar las cinco zonas de los hemisferios izquierdo y derecho del cerebro.

Práctica n.º 20 de Kundalini Yoga

Ra Ma Da Sa, Say So Hang es el mantra de la meditación sagrada de sanación que Yogui Bhajan compartió por primera vez en 1973. Usa esta meditación para traer o enviar a distancia energía de sanación para cualquier persona y también para ti mismo/a.

Es fundamental que mantengas la posición adecuada del mudra y que cantes correctamente el mantra para generar un flujo de energía que podrás sentir en las palmas de las manos.

POSTURA: siéntate en postura fácil o en una silla con los pies firmemente apoyados en el suelo, la columna recta y con la barbilla un poco hacia abajo y atrás.

MUDRA: el mudra (posición de la mano) es lo más importante. Los codos están doblados hacia abajo a los lados y firmemente contra las costillas. Los antebrazos se colocan en un ángulo de 45 grados desde el centro del cuerpo, con las manos extendidas. Lo más importante es que las palmas están perfectamente planas, mirando hacia arriba, con las manos dobladas hacia atrás en las muñecas. Debes sentir un tirón en la parte más baja de tu antebrazo mientras extiendes la muñeca para aplanar las palmas. (Esta suele ser la parte más desafiante de la meditación, por lo que resulta esencial no dejar que las manos se relajen fuera de la posición). Los dedos se mantienen uno al lado del otro, excepto el pulgar, que se separa de los otros cuatro dedos.

OJOS: cerrados.

MANTRA: este mantra tiene ocho sonidos: Ra, Ma, Da, Sa, Sa, Say, So y Hang.

- Ra – sol
- Ma – luna
- Da – tierra
- Sa – infinito impersonal
- Say – totalidad del infinito
- So – sentido personal de unión e identidad
- Hang – el infinito, vibrante y real

Con este mantra aprovechamos las energías del sol, la luna, la tierra y el Espíritu Infinito para facilitar una sanación profunda. Cuando lo cantes es importante que tires del punto del ombligo hacia la columna con fuerza en el primer Sa y sobre todo al final en Hang. No prolongues el sonido de la palabra «Hang».

Canta con precisión cada sonido y hazlo en una sola exhalación. Luego inhala profundamente y repite. Trata de sentir la resonancia en la boca y en el área de las fosas nasales.

CONCENTRACIÓN: visualiza mentalmente a la persona o a las personas a las que deseas enviar energía de sanación.

TIEMPO: de 11 a 31 minutos.

PARA TERMINAR: inhala profundamente, retén la respiración mientras recitas mentalmente una oración de sanación. Visualiza a la persona a la que deseas enviar energía de sanación totalmente pura. Visualiza a la persona envuelta en una luz blanca de sanación y completamente pura. Luego exhala. Inhala profundamente, y después retén la respiración y lanza al universo una oración de agradecimiento. Exhala.

Inhala profundamente, estira los brazos hacia arriba y mueve con fuerza las manos y los dedos durante varios segundos. Mantén los brazos en alto y sacude las manos mientras exhalas. Repite dos veces más y relájate.

21

MEDITACIÓN PARA REDUCIR
LOS EFECTOS DEL ESTRÉS

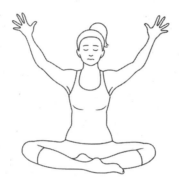

Nada es suficiente, para los que lo suficiente
es poco.

EPICURO, 350 a.C.

La palabra «estrés» viene del latín: *stringere*, que significa
«provocar tensión». El estrés es un mecanismo natural que
nos facilita adaptarnos a los cambios que surgen a partir de
factores externos.

En Kundalini Yoga se entiende como un proceso que activa la fisiología corporal cuando tenemos que resolver algo que sobrepasa nuestros recursos para afrontarlo. En dichas circunstancias emerge la preocupación, la frustración y el nerviosismo. Solemos sentirnos irritables y tristes, y pensamos que esta situación no va a terminar nunca. Físicamente pueden aparecer estos síntomas: aumento del ritmo cardiaco, segregación de adrenalina, respiración más corta y rápida, tensión muscular...

Todos podemos poner ejemplos de situaciones que nos estresan, algunas positivas, como una entrevista de trabajo, un ascenso, hablar en público, preparar un evento... O negativas, como acompañar en la fase final a un ser querido, un despido, los días previos a una prueba médica...

Recuerda: nuestro organismo está diseñado para afrontar situaciones de estrés agudo, pero no para periodos prolongados de estrés crónico.

Los efectos del estrés crónico disminuyen nuestras capacidades físicas, psíquicas, emocionales y mentales y pueden acabar provocando:

- Cansancio excesivo
- Cambios de humor
- Problemas de memoria y concentración
- Alteraciones intestinales
- Depresión
- Enfermedades cardiacas

El estrés positivo genera una reacción rápida ante los problemas, y hace que se perciban como un reto. Nos ayuda a proporcionar la mejor reacción y ha tenido una función muy importante para nuestra supervivencia como especie.

Por otro lado, el estrés negativo, conocido como «distrés», genera dificultad, tensión, cansancio y desgaste. El cuerpo se ve sometido al funcionamiento continuo del modo supervivencia durante un periodo prolongado de tiempo, generándose una sensación de pérdida de control que puede dar lugar a enfermedades psicosomáticas.

Como principales causas de estrés negativo podemos encontrar las siguientes::

- El exceso de actividad, con la consiguiente falta de tiempo
- Sobrecarga de trabajo
- Problemas emocionales
- Dificultad para dormir
- Enfermedades propias o de un familiar

Usa esta meditación para reducir el efecto del estrés.

POSTURA: siéntate en postura fácil o en una silla con los pies firmemente apoyados en el suelo, la columna recta y la barbilla ligeramente hacia atrás. Los brazos están estirados formando un ángulo de 60 grados. Las palmas de las manos están mirando hacia delante con los dedos separados al máximo. Comienza a estirar los dedos, las manos y los brazos todo lo que puedas hasta que tu cuerpo empiece a sacudirse como resultado de la tensión que estás creando.

OJOS: cerrados.

RESPIRACIÓN: de forma natural, inhala a través de la nariz y exhala por la boca.

CONCENTRACIÓN: en mantener el estiramiento.

TIEMPO: 3 minutos.

PARA TERMINAR: inhala profundamente, aguanta la respiración mientras estiras todos los músculos de tu cuerpo. Exhala, relaja los brazos y disfruta del efecto de esta meditación.

22

MEDITACIÓN PARA COMPRENDER LA NATURALEZA DE LA COMUNICACIÓN

Cuando Dios creó todas las cosas, allí estaba la Palabra.

Todo fue creado por la Palabra, y sin la Palabra nada se hizo.

JUAN 1:2-5

En Kundalini Yoga decimos que el poder de la palabra hablada es el poder de lo divino. Si no dominas el arte de la comunicación (la habilidad para expresar, proyectar, alcanzar y escuchar), no podrás tocar el corazón de la otra persona.

Como ser humano, perteneces a la única especie, en este planeta, que tiene la capacidad, a través de sus palabras, de elevar la conciencia de los que te rodean hasta lo más alto. Pero no siempre es así. Si te observas, verás que muchas veces, cuando hablas, hablas para ganar, para conquistar, y no para establecer una relación. Para comunicarte con otros tienes que ser capaz, antes de nada, de escuchar, de escucharte. Escuchar es un proceso que implica atención plena, es un proceso intelectual, emocional y físico (comunicación no verbal), que viene del corazón para potenciar tus relaciones.

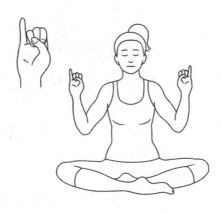

Uno de los mayores secretos de Kundalini Yoga radica en que el ser humano nace para escuchar. Esta es una de tus cualidades más preciosas. De hecho, cuando no escuchas o cuando no quieres escuchar, sin ser consciente, estás renunciando a uno de tus grandes poderes. Tu poder está en escuchar.

> Aquel que escucha es el más puro. Aquel que habla, es solo puro.
>
> GURÚ NANAK

En Kundalini Yoga aplicamos estas cinco reglas para una comunicación consciente:

1. Te estás comunicando para crear un mejor mañana, no para estropear el presente.
2. Lo que vayas a decir te acompañará para siempre y tendrás que vivir con ello.
3. Una palabra mal dicha en un momento dado puede hacer mucho más daño de lo que tú imaginas.
4. Las palabras habladas son una oportunidad para la comunicación. No las conviertas en un arma para crear conflictos.
5. Cuando te comunicas recuerda tendrás que volver a comunicarte. No te lo pongas difícil.

Haz esta meditación para tener una nueva visión de la forma en que te comunicas.

Canta en voz alta desde el punto del ombligo:

«Sat Nam, Sat Nam, Sat Nam Lli, Wa-he Guru, Wa-he Guru, Wa-he Guru Lli».

POSTURA: siéntate en postura fácil o en una silla con los pies firmemente apoyados en el suelo, la columna recta y la barbilla ligeramente hacia atrás. Eleva las manos con los dedos meñiques apuntando hacia arriba y utiliza el pulgar para mantener los demás dedos sujetos hacia abajo. Las palmas están mirando hacia delante, los codos relajados hacia abajo.

OJOS: cerrados.

RESPIRACIÓN: de forma natural, inhala a través de la nariz y exhala cantando el mantra.

CONCENTRACIÓN: en mantener el mudra.

TIEMPO: 22 minutos.

PARA TERMINAR:

- Inhala hondo, aguanta la respiración y haz circular la energía por cada célula de tu cuerpo. Exhala con fuerza. Repite una vez más.
- Inhala lo más profundo que puedas, retén la respiración y estira la columna
- Haz circular el sonido del mantra por todo tu cuerpo. Exhala. Relaja. Obsérvate.

COMENTARIOS: durante la meditación, puedes escuchar

de fondo el sonido de una tanpura, esto te ayudará a recitar el mantra.

Cuando mentimos o manipulamos con las palabras, estamos reflejando nuestra impureza. Debemos entender que el karma se crea también con nuestras malas comunicaciones. Si comprendemos la música cósmica y nos comunicamos conforme a ella, seremos puros y prósperos.

23

MEDITACIÓN PARA ENCONTRAR
EL CAMINO

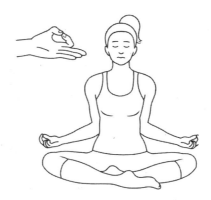

Si en algún momento has sentido que en tu vida las cosas no funcionaban, que ibas sin rumbo, a la deriva, que todos los días eran iguales y todo te resultaba muy difícil, posiblemente sería porque no tenías claro tu objetivo vital. Encontrar tu camino, tu misión, el sentido de tu vida, es algo que solo depende de ti. Solo tienes que escucharte.

Para ello puedes empezar por plantearte estas seis preguntas:

- ¿Cuáles son tus talentos, tus pasiones y tus valores?
- ¿Cómo podrías usarlos para ayudar a los demás?
- ¿Qué actividad te hace sentir bien contigo mismo?
- ¿En qué cosas eres especialmente bueno y te hacen perder la noción del tiempo?
- ¿Qué materia te gustaría enseñar?
- ¿De qué te arrepientes de no haber hecho, o haber sido?

PRÁCTICA N.º 23 DE KUNDALINI YOGA

Esta meditación constituye una herramienta imprescindible en momentos de bloqueo energético. Te guiará mostrándote la dirección. Te enseña el camino que tienes delante y que no eres capaz de ver. Percibirás lo que está por venir con claridad y sin provocarte ansiedad. Cada pensamiento y cada acción serán eficaces y entenderás su impacto en tu futuro. Cuando hagas esta meditación te darás cuenta de tus posibilidades y confiarás en ti. Te sentirás en calma, desarrollarás disciplina y sabiduría. El universo te traerá situaciones que serán beneficiosas.

Hazla 40 días seguidos y aumentarás tu intuición, conseguirás superar cualquier reto o bloqueo.

POSTURA: siéntate de forma cómoda con la espalda recta en una silla o en postura fácil. Coloca los codos pegados a las costillas, los antebrazos paralelos al suelo, no dobles las muñecas y mantén las palmas hacia arriba.

MUDRA: Gyan Mudra.

MANTRA: Har Hare Harree, Wahe Guru. Cántalo de manera monótona, con un ritmo constante. Su vibración activa las tres cualidades del Mantra Har: la semilla, el flujo y la materialización. Al añadir «Wahe Guru» nos elevamos para entender la conciencia divina.

MIRADA: ojos enfocados en la punta de la nariz.

TIEMPO: de 11 a 31 minutos.

24

MEDITACIÓN PARA LIMPIAR
EL SUBCONSCIENTE

Medita y limpiarás tu subconsciente, limpia tu
subconsciente y tu mente será clara y concisa.

YOGUI BHAJAN

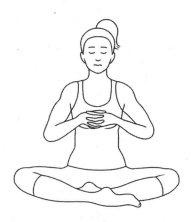

El psicoanálisis sitúa la mente subconsciente en el sistema
límbico del cerebro. Esta parte del cerebro es la responsable
de la vida afectiva (recuerdos, emociones...).

En tu día a día, la mente subconsciente influye en la mayor parte de las decisiones y acciones que tomas. Desde lavarte los dientes, elegir la ropa que te pones, conducir... Incluso estuvo presente en la elección de la persona con la que decidiste tener una relación. Si te observas durante veinticuatro horas, comprobarás cómo la mayor parte de tus decisiones y tareas que haces las ejecutas sin ser plenamente consciente de por qué las has hecho.

A lo largo de la jornada se queda mucha información almacenada en la mente subconsciente, que almacena miles de pensamientos. De forma ocasional algunos de estos pensamientos se convierten en emociones, conmociones, deseos y sentimientos que nos crean complejos (de superioridad o de inferioridad).

Al igual que en nuestro hogar separamos la basura para reciclar y luego sacarla de casa, la mente subconsciente también ha de ser limpiada y debemos sacar la basura (información sin utilidad) almacenada para no generar bloqueos en el día a día y poder alcanzar un sueño profundo.

Debes meditar para limpiar tu mente subconsciente. Esto te ahorrará mucho dolor, superficialidad y errores. Solo tienes que darte la oportunidad de experimentarlo.

Si tu mente subconsciente está deprimida, este estado termina alcanzando a la conciencia y la conciencia te alcanza a ti. La conciencia se sitúa en el momento presente. El subconsciente se sitúa en lo que te pasó ayer, los pensamientos que no supiste controlar. La meditación te enseña a controlar tus pensamientos.

Práctica n.º 24 de Kundalini Yoga

Haz esta meditación para limpiar las emociones que no eres capaz de digerir. Limpiar el subconsciente es necesario para poder vivir en calma. No puedes actuar conscientemente si en tu subconsciente te sientes culpable. Si este está sobrecargado, se vaciará en el inconsciente y generará un pensamiento persecutorio en tu mente consciente.

POSTURA: siéntate en postura fácil, con la columna recta. Dobla los codos, levanta y acerca las manos hasta que se encuentren al nivel del centro del corazón.

MUDRA: entrelaza los dedos y cruza los pulgares. Las palmas miran hacia el cuerpo. Las dos manos están apoyadas sobre tu cuerpo. A esto se le llama el «abrazo del corazón». Es muy neutralizante.

MIRADA: ojos cerrados.

RESPIRACIÓN: inhala profundamente y aguanta la respiración durante 45-60 segundos. Después exhala.

MANTRA: mientras retienes la respiración, medita en el punto del tercer ojo y canta silenciosamente el sonido «Har».

PARA FINALIZAR: inhala y exhala rápidamente (inhala en 2 segundos, exhala en 2 segundos) seis veces y luego relájate.

TIEMPO: de 3 a 5 minutos.

COMENTARIOS: mientras desarrollas tu habilidad para aguantar la respiración el tiempo requerido, es posible que necesites tomar algunas respiraciones para recuperarte antes de tu siguiente inhalación y retención. Entrénate de manera gradual, para llegar a retener la respiración el tiempo requerido durante cinco respiraciones consecutivas. Puedes reoxigenarte entre respiraciones si lo necesitas.

25

MEDITACIÓN PARA INCREMENTAR
LA ENERGÍA LUNAR
(PARA CALMARTE)

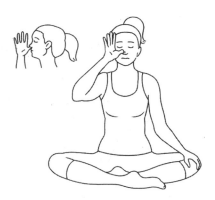

A veces, mantener la calma con el ritmo de vida frenético que llevamos y estar tranquilos ante cualquier situación se convierte en un reto que nos parece solo al alcance de algunos superhéroes. ¿Cuántas veces deberías haberte parado a respirar y contar hasta diez antes de decir o hacer algo incorrecto?

Estamos viviendo tiempos en los que el desafío es continuo, en que las cosas en el trabajo, en casa, con los estudios o con los deberes de los niños, con la presión económica de llegar a fin de mes, te desbordan y te hacen sentir que no eres capaz de controlar la situación.

Práctica n.º 25 de Kundalini Yoga

Haz esta meditación cuando necesites calmarte rápidamente, recuperar tu centro y mantener un estado de paciencia, tranquilidad, serenidad y optimismo.

POSTURA: siéntate en postura fácil, con la columna recta.

MUDRA: tapa la fosa nasal derecha con el lateral del pulgar de la mano derecha. Mantén el resto de los dedos estirados hacia arriba, como antenas.

MIRADA: ojos cerrados.

RESPIRACIÓN: larga, completa y profunda a través de la fosa nasal izquierda. Luego inhala y relájate.

TIEMPO: 26 respiraciones completas. No tengas prisa.

COMENTARIOS: esta meditación te llevará a un estado de calma.

26

MEDITACIÓN PARA RECONSTRUIRTE
A TI MISMO

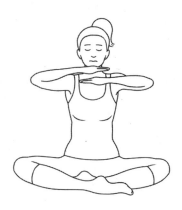

Si respiras con toda tu fuerza, esto atacará tu enfermedad oculta y tratará de eliminarla. Necesitas equilibrio para mantener tu cuerpo encaminado. Mantén el cuerpo estable en la postura y deja que los cambios ocurran.

YOGUI BHARAN

Tenemos una facultad que es la de reconstruirnos a nosotros mismos, de la cual raras veces hacemos uso. Dedícate a reconstruirte. De respiración en respiración, reconstrúyete. Olvídate de todo lo que te rodea y concéntrate solo en tu respiración.

El amor a uno mismo nos da el poder para reconstruirnos y sanar nuestras partes fragmentadas.

Práctica n.º 26 de Kundalini Yoga

Haz esta meditación cuando necesites hacer un reseteo de cualquier tipo.

POSTURA: siéntate en postura fácil, con la columna recta, el mentón hacia dentro y el pecho hacia fuera. Dobla los codos y levanta los brazos a la altura de los hombros. Equilibra tu cuerpo, tus hombros y tus manos.

MUDRA: la mano derecha está por encima de la mano izquierda, las palmas miran hacia abajo, separadas entre sí unos 10 cm. Estás creando un campo magnético entre las manos y deben mantenerse muy derechas.

MIRADA: ojos cerrados.

RESPIRACIÓN: inhala profundamente por la boca en forma de «O» (como si estuvieses besando la respiración) y exhala a través de las fosas nasales, usando el poder del diafragma para exhalar todo el aire.

PARA FINALIZAR: mantén la posición, inhala, retén la respiración 15 segundos y comprime la columna. Exhala. Inhala nuevamente, retén 15 segundos y comprime los codos. Exhala. Inhala, retén 15 segundos, aplica cerradura de cuello (mentón hacia abajo y adentro), endureciendo como si fuesen de acero los músculos de la parte de atrás del cuello. Exhala y relájate.

TIEMPO: entre 11 y 31 minutos.

COMENTARIOS: este ejercicio renueva tu ser y tu sistema. Hazlo de una manera clásica, educada y autoconsciente.

27

MEDITACIÓN PARA ACTUAR,
NO REACCIONAR

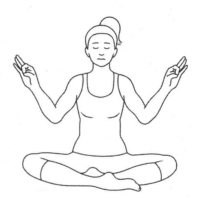

Cuando practicas Kundalini Yoga, una de las cosas que más efecto tiene, por lo que he observado en los años que llevo impartiendo clases, es que los alumnos aprenden a respirar y esto cambia su vida. Con el control de la respiración aprendemos a relacionarnos con todo aquello que nos trae la vida. Aprendemos a no reaccionar, aprendemos a actuar desde la conciencia.

Seguro que más de una vez, después de reaccionar, lo has

lamentado y te has hecho reproches: «Podría haberlo evitado, no quería hacerle daño, no tenía que haber dicho eso».

Lo que te sucede, si no tienes el hábito de meditar, de controlar tus pensamientos, tus emociones, es que actúas sin pensar y te dejas llevar por tus impulsos; el miedo toma las decisiones por ti la mayor parte de las ocasiones.

Las emociones son una de las cualidades más importantes que tenemos como seres humanos. Una emoción es energía en movimiento. La dirección en la que canalizas esa emoción es la que marca la diferencia. La meditación te enseña cómo usar esta energía a tu favor.

Hay también una práctica de recapitulación que puedes hacer antes de ir a dormir. Te servirá de ayuda para desarrollar habilidades de control de tus impulsos, como por ejemplo reflexionar al final del día sobre qué experiencias has vivido hoy y qué has aprendido de ellas. Qué errores has cometido y qué obstáculos has superado. Este ejercicio te hará más tolerante, te dará más sensatez y madurez emocional.

Práctica n.º 27 de Kundalini Yoga

Haz esta meditación si sientes que no puedes controlarte, que las emociones te sobrepasan y que pones el foco en lo que hacen los demás.

POSTURA: siéntate en postura fácil, con la columna recta, el mentón hacia dentro y el pecho levantado. Dobla los codos y levanta los antebrazos de manera que los codos no apoyen en las costillas. Desde el codo a la punta de los dedos, los antebrazos están en ángulo de 45 grados hacia delante.

MUDRA: manos en Gyan Mudra, las yemas del pulgar y del índice (Júpiter) se tocan.

MIRADA: ojos cerrados.

RESPIRACIÓN: inhala profundamente a través de tus labios fruncidos con un silbido (3-4 segundos), retén la respiración (3-4 segundos) y exhala con respiración de cañón a través de la boca. Las mejillas están firmes y la presión de la respiración pasa sobre la lengua y sale de la boca, sin inflar las mejillas.

PARA FINALIZAR: inhala profundamente, retén la respiración durante 10-15 segundos, mientras estiras la columna y tensas cada fibra de tu cuerpo. Exhala con respiración de cañón. Repite esta secuencia dos veces más y relájate.

TIEMPO: 11 minutos.

COMENTARIOS: «Si puedes hacer esta meditación durante 11 minutos al día, muy pronto descubrirás que eres una persona totalmente cambiada. Silbar la respiración hacia adentro a través de la saliva tiene un efecto muy magnético sobre el cuerpo. Expulsar la respiración hacia fuera, con respiración de cañón, elimina todo lo innecesario de tu ser».

YOGUI BHAJAN

28

MEDITACIÓN PARA DESARROLLAR UNA MENTE MEDITATIVA

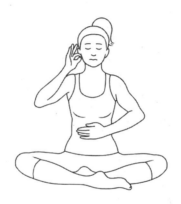

La meditación es un proceso. Aprovecha para meditar cuando tengas un momento de calma; siempre es mejor temprano, por la mañana, antes del amanecer. Te sorprenderá, pues en menos de un minuto muchos pensamientos empezarán a manifestarse, la mayoría sobre las cosas que no te gustan. Si dejas pasar esos pensamientos... ¡estás meditando!

Todos esos pensamientos que has desechado ya no entran en tu mente subconsciente, y dejan de molestarte. Este procedimiento de limpieza de la mente es lo que en Kundalini Yoga se llama meditación. Es importante que permanezcas con el cuerpo quieto mientras tienes este tipo de pensamientos. En tu quietud, la mente se aquieta. Ese es el principio básico sobre el que se asienta el desarrollo de la mente meditativa. Una vez que tu mente empieza a aquietarse y no tienes ningún pensamiento, te sientes muy cómodo. Esa comodidad es una sensación que no podemos describir con palabras, y que quieres sentir cada vez más. Esta sensación supone la clave para desarrollar el hábito.

Práctica n.º 28 de Kundalini Yoga

Haz esta meditación para tomar el control de tus pensamientos y desarrollar la mente neutral.

POSTURA: siéntate en postura fácil, con la columna recta, el mentón hacia dentro y el pecho levantado. Coloca la mano izquierda sobre el ombligo y dobla el brazo derecho para pellizcar la oreja derecha.

MUDRA: usa la mano derecha para pellizcar el lóbulo de la oreja derecha con los dedos índice y pulgar (Gyan Mudra, con el lóbulo en medio). Deja que el brazo cuelgue para que tire del lóbulo suavemente hacia abajo. Esto es acupuntura para tu cerebro.

RESPIRACIÓN: inhala y exhala por la boca. Silba al inhalar.

PARA FINALIZAR: inhala profundamente, retén el aire durante 15-20 segundos, estira la columna y pellizca el lóbulo de tu oreja lo máximo que puedas. Exhala. Inhala de nuevo, retén 15-20 segundos, estira la columna, presiona la mano izquierda sobre el ombligo y pellizca el lóbulo de tu oreja todo lo que puedas. Exhala y relájate.

TIEMPO: 31 minutos.

COMENTARIOS: «Necesitamos desarrollar un poder mental que pueda guiarnos para no ser manejados por las circunstancias externas. Este ejercicio usa un toque simple con tu respiración de vida, para que tu cuerpo físico y tu cuerpo sutil puedan traer cambios para tu mejoría. Es una forma natural de meditación».

Yogui Bhajan

29

MEDITACIÓN PARA ELIMINAR CONFLICTOS INTERNOS

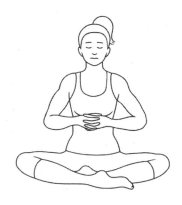

¿Cuántas veces has pensado algo, has dicho otra cosa y luego has actuado de forma bien distinta? Estas situaciones reflejan tu conflicto interno y se producen cuando tienes pensamientos que no son coherentes entre sí o cuando se disocia tu comportamiento. La buena noticia es que, al igual que en las novelas, puedes aprovechar tu conflicto interno como una palanca para cambiar tu vida, para transformarte, aprender, tomar las riendas de tu existencia y dar un giro completo a tu historia. Si plantas cara a tus conflictos internos y analizas su significado, puedes sacarles partido. Puedes aprovecharlos para revisar si tus pensamientos y creencias están alineados con tu esencia o con tu falsa identidad.

PRÁCTICA N.º 29 DE KUNDALINI YOGA

Realiza esta meditación cuando quieras mejorar tu comunicación y sientas que necesitas autoevaluarte.

POSTURA: siéntate en postura fácil, con la columna recta.

MUDRA: cerradura de Venus y las manos en forma de copa, delante del plexo solar (tres dedos por encima del ombligo).

MIRADA: ojos cerrados.

MANTRA: cántalo, escúchalo y compréndelo: «Hummi Ham Brahm Ham» (Nosotros somos nosotros, nosotros somos Dios).

PARA FINALIZAR: inhala profundamente y retén. Evalúate a ti misma/o mientras estás reteniendo. Exhala. Repite dos veces más. Relájate.

TIEMPO: entre 11 y 22 minutos.

COMENTARIOS: esta meditación tiene el propósito de crear el poder de la comunicación efectiva. Después de realizarla, medita varios minutos y continúa evaluándote.

¿Escuchaste lo que decías?

30

MEDITACIÓN PARA MANTENERTE
ESTABLE EN EL CAMINO

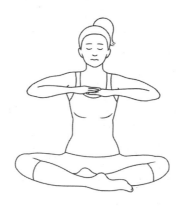

¿Sueles mantener a lo largo del tiempo las decisiones que has tomado, cambias esa decisión o se desvanece con el transcurso de los días? Para mantenerte estable en tu camino hace falta que tengas firmeza. Para ello tu condición física es muy importante; todo está conectado y un cuerpo fuerte puede sujetar pensamientos y emociones asociadas a la toma de decisiones. Si te mantienes fiel a tu esencia, eres constante y tienes claro lo que realmente quieres en tu vida, te podrás mantener firme. Para ello, tendrás que trabajar estos aspectos:

La seguridad: tienes que sentirte seguro en tus decisiones, tomar riesgos es parte del juego.

La autoestima: céntrate en valorarte y en dar valor a lo que piensas, sientes y haces.

La aceptación: parte de que no eres perfecto, te puedes equivocar y modificar el error sin sentirte culpable.

El miedo: deshazte del miedo al fracaso o a fallar. No juegues al todo o nada.

Práctica n.º 30 de Kundalini Yoga

Haz esta meditación para persistir y mantenerte firme en las elecciones que has tomado.

POSTURA: siéntate en postura fácil, con la columna recta.

MUDRA: coloca la palma de la mano derecha en el dorso de la mano izquierda. Ambas manos apuntan hacia abajo a nivel del centro del corazón.

MIRADA: ojos focalizados en la punta de la nariz. Una décima parte abiertos.

MANTRA: cántalo tres veces en una sola exhalación:

«Ha-ri Nam Sat Nam Ha-ri Nam Ha-ri»

«Ha-ri Nam Sat Nam Sat Nam Ha-ri»

TIEMPO: 31 minutos.

COMENTARIOS: esta meditación integrará tu tiempo y cómo tu ser interno trata todas las proyecciones a través del tiempo. En medio de todos los pensamientos, las emociones y la conmoción, este aspecto se mantiene en el camino. Estás alerta a cualquier impacto positivo o negativo que pueda suponer una amenaza para tu camino esencial. Defines por conciencia, no por reacción o amenaza.

31

MEDITACIÓN PARA INCREMENTAR LA ENERGÍA SOLAR

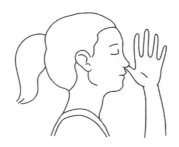

La práctica habitual de Kundalini Yoga te aporta una gran corriente de energía vital y te ayuda a reducir el estrés. Es un yoga diseñado para mejorar el sistema nervioso y para administrar e integrar la poderosa energía vital que todos tenemos en nuestro interior.

Cuando te sientas agotado, muy cansado y necesites energía para continuar tu actividad, haz este pranayama.

POSTURA: siéntate en postura fácil, con la columna recta.

MUDRA: tapa la fosa nasal izquierda con el lateral del pulgar de la mano izquierda. Mantén el resto de los dedos estirados hacia arriba, como antenas.

MIRADA: ojos cerrados.

RESPIRACIÓN: larga, completa y profunda a través de la fosa nasal derecha. Luego inhala y relájate.

TIEMPO: 26 respiraciones completas. No tengas prisa.

COMENTARIOS: recomendable en días que te sientas cansada/o.

32

MEDITACIÓN PARA TRANQUILIZAR LA MENTE

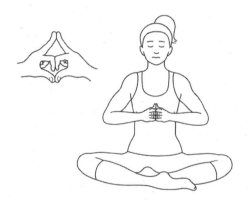

Entender cómo funciona la mente es esencial para poder usar toda tu energía y enfocarte en las oportunidades que aparecen en el momento presente. En Kundalini Yoga decimos que la mente es el cerebro en acción y que la usamos para interpretar nuestro sistema de creencias. Solo podemos generar pensamientos que formen parte de nuestro sistema de creencias.

La energía fluye en el cerebro a través de las redes neuronales, en base a nuestras percepciones y sistema de creencias, dando lugar a la dimensión de la mente.

La mente:

- No es física, nadie te puede quitar los recuerdos, el miedo, el dolor, la depresión, la ansiedad...
- Es automática.
- Siempre está moviéndose.
- Funciona mejor por contraste: día-noche, bueno-malo, frío-calor...

La meditación constituye la mejor herramienta para calmar la mente. También podemos calmarla cantando mantras. El canto de mantras ayuda a potenciar la mente neutral.

El silencio te permite ver lo que existe en tu subconsciente, el mantra lo transforma. Esto se hace mediante el control de la respiración, sin moverte. Si no te mueves físicamente la mente se calma. Recuerda que no podemos dejar la mente en blanco.

Si buscamos en el diccionario de la RAE la palabra «mente», hallamos las siguientes acepciones:

«Potencia intelectual del alma».

«Designio, pensamiento, propósito, voluntad».

«Conjunto de actividades y procesos psíquicos conscientes e inconscientes, especialmente de carácter cognitivo».

Así pues, la mente es la responsable de ejecutar procesos característicos del ser humano como son: la percepción (cuerpo/entorno/tiempo), el pensamiento, la conciencia, la memoria, la imaginación, la proyección, la visualización...

Práctica n.º 32 de Kundalini Yoga

Haz esta meditación cuando necesites poner fin al ruido mental en tan solo 3 minutos.

POSTURA: siéntate en postura fácil, con la columna recta. Flexiona los codos, antebrazos paralelos al suelo y mudra separado 10 cm de tu pecho, con los dedos extendidos apuntando hacia fuera.

MUDRA: Man Suhaavee Mudra Kriya (el mudra que le agrada a la mente). Junta las manos formando una pirámide. Todas las yemas de los dedos se tocan, salvo meñiques e índices. Estos dedos debes flexionarlos hacia la palma, de forma que se juntan a través de las falanges medias.

MIRADA: mira hacia la punta de tu nariz.

RESPIRACIÓN: inhala, retén y repite un mantra elegido por ti entre 11 y 21 veces. Exhala todo el aire y retén. No inhales hasta que hayas repetido el mismo mantra de 11 a 21 veces. La respiración se sostiene fuera el mismo tiempo que se retiene después de la inhalación. No fuerces en las retenciones de aire.

MANTRA: elección propia. Puedes elegir tu mantra en: <https://www.vikreative.es/mantras/>.

PARA FINALIZAR: inhala profundamente. Retén. Después exhala.

TIEMPO: 3 minutos.

COMENTARIOS: Buda dio esta meditación a sus discípulos para controlar la mente. Tranquiliza la mente en 3 minutos.

Que repitas el mantra que hayas elegido entre 11 y 21 veces solo depende de lo que tú sientas en el momento de la meditación. Apóyate en tu capacidad de respiración, observa cómo con la práctica irá aumentando.

Recuerda: el objetivo es alcanzar un estado de tranquilidad; no fuerces la práctica, hazla de forma relajada.

33

MEDITACIÓN PARA
LA AUTORREGENERACIÓN

¿Cuántas veces te has sulfurado porque te has visto desbordado por las circunstancias? ¿Te has sentido sin fuerzas para continuar? ¿Has sentido que estás viviendo de forma automática? Cuando te sientas quemado emocionalmente lo primero es priorizar tu bienestar para poder autorregenerarte. Esta situación no debe enfocarse tanto en recuperar fuerza física como en desbloquearte emocionalmente. La irritación que sientes es una señal de que tienes que buscar un nuevo camino.

Práctica n.º 33 de Kundalini Yoga

Esta meditación es ideal para cuando estamos muy cansados y abrumados o quemados con una situación o conflicto emocional.

POSTURA: siéntate en postura fácil. Cruza los brazos por encima del pecho, llevando las manos a las axilas. Coloca primero la mano derecha debajo de la axila izquierda. La mano izquierda descansa en el interior de la axila derecha, el brazo izquierdo queda por encima del brazo derecho. Deja caer la cabeza hacia atrás, haciendo la parte de atrás del cuello tan corta como puedas. La nuca está en cerradura.

MUDRA Y RESPIRACIÓN: la respiración se regula por sí misma mientras cantas mentalmente el mantra: «Ra Ma Da Sa, Sa Say So Hung».

Cada repetición del mantra debe durar 8 segundos.

MIRADA: ojos cerrados.

PARA FINALIZAR: inhala profundamente. Retén el aire. Exhala.

TIEMPO: 3 minutos.

COMENTARIOS: esta es una meditación ideal para cuando estamos muy cansados y abrumados o quemados con una situación o conflicto emocional. Nos permite reconectarnos con nuestro ser interno, ya que refresca nuestro espíritu y recupera la energía de nuestro cuerpo físico.

«Los resultados son muy poderosos, sé prudente en tu práctica».

Yogui Bhajan

34

MEDITACIÓN PARA EQUILIBRAR
TU ESTADO EMOCIONAL

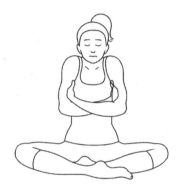

El bienestar emocional depende de nuestra capacidad para equilibrar las emociones. Para ello, tienes que autoobservarte y ser capaz de reconocer y aceptar lo que estás sintiendo. Esta es la clave para alcanzar el equilibrio emocional.

Practicar Kundalini Yoga, con sus kriyas, meditaciones y pranayamas, te ayuda a mantener tu cuerpo sano. A medida que tu conciencia se va desarrollando prestarás más atención a llevar una dieta equilibrada (suele producirse un cambio a la dieta vegetariana), lo cual afectará a tu estado de ánimo y a tu nivel de energía. También es importante para mantener tu equilibrio emocional que

- Te centres en las relaciones sanas, rodeándote de personas que te ayuden a crecer mental y espiritualmente.
- Estés en conexión con la naturaleza y sus ciclos.
- Tengas una válvula de escape, mediante la realización de alguna actividad creativa con la que entres en *flow*.
- Mantengas una actitud positiva.

Práctica n.º 34 de Kundalini Yoga

Haz esta meditación cuando hayas perdido el control emocional, estás fuera de tus casillas y deseas matar a alguien.

Antes de realizar esta meditación bebe un vaso de agua.

POSTURA: siéntate en postura fácil. Cruza los brazos por encima del pecho, llevando las manos a las axilas. Coloca primero la mano derecha debajo de la axila izquierda. La mano izquierda descansa en el interior de la axila derecha, el brazo izquierdo queda por encima del brazo derecho. Levanta los hombros todo lo que puedas, trata de tocar con ellos las orejas. Aplica cerradura de cuello, metiendo la barbilla hacia el cuello sin bajar la cabeza.

RESPIRACIÓN: la respiración se regula por sí misma, observa cómo enseguida se hace más lenta.

MIRADA: ojos cerrados.

PARA FINALIZAR: inhala profundamente. Retén el aire y luego exhala.

TIEMPO: de 3 a 11 minutos.

COMENTARIOS: esta meditación es muy buena para las mujeres cuando están preocupadas o enfadadas y no saben qué hacer. Cuando sienten ganas de gritar, chillar o hacer algo incorrecto. Normalmente respiramos 15 veces por minuto, por lo que, si controlamos la respiración y hacemos cuatro ciclos por minuto conseguiremos controlar y calmar la mente, y alejar nuestra vibración beligerante.

35

MEDITACIÓN PARA ABRIR
EL CHAKRA CORAZÓN
AL INSTANTE

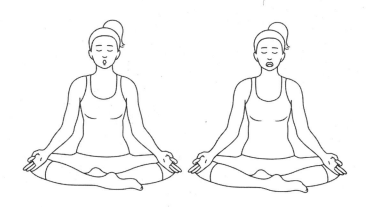

Cuando tu chakra corazón está abierto eres más compasivo, te sientes optimista, amable, motivado, te resulta más fácil creer en ti mismo y tener relaciones plenas.

Tu chakra corazón te da señales de que está bloqueado cuando ocurre lo siguiente:

- Te sientes solo.
- Las heridas emocionales del pasado no están cerradas y todavía tienes dolor en tu corazón.
- Eres incapaz de conectar con los demás.
- Sientes miedo al rechazo.
- Te cuesta dar y recibir afecto.
- Tienes miedo de compartir tus sentimientos y no confías en los demás.
- Sufres síntomas físicos como palpitaciones, problemas de circulación sanguínea, dolor en el pecho.

PRÁCTICA N.º 35 DE KUNDALINI YOGA

POSTURA: siéntate en postura fácil, con la columna recta.

MUDRA: coloca las manos en Gyan Mudra.

MIRADA: ojos cerrados y enfocados en el tercer ojo.

RESPIRACIÓN Y MANTRA: inhala a través de los labios fruncidos, silbando: «whewwww». Exhala por la boca, cantando: «laaaaaa».

PARA FINALIZAR: inhala profundamente. Aguanta el aire y luego exhala.

TIEMPO: de 3 a 11 minutos.

COMENTARIOS: hazla. ¡¡¡Funciona!!!

36

MEDITACIÓN DEL BUDA
SONRIENTE

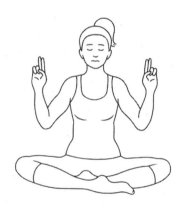

Históricamente, esta meditación fue practicada por Buda y Jesús de Nazaret. Cuenta la leyenda que el gran brahmán que enseñó a Buda esta meditación, lo encontró infeliz y casi muerto de hambre. No era capaz de caminar después de haber hecho 40 días de ayuno debajo de una higuera. Buda comenzó a comer despacio y este gran brahmán lo alimentó y lo masajeó. Cuando Buda comenzó a sonreír de nuevo, el brahmán le dio esta meditación para que la practicase. Jesús de

Nazaret también aprendió esta meditación en uno de sus viajes. Fue la primera de muchas que practicó. Probablemente has visto este mudra en pinturas o estatuas. Es un gesto y un símbolo de felicidad.

Práctica n.º 36 de Kundalini Yoga

Haz esta meditación cuando necesites abrir el flujo del chakra corazón y eliminar la negatividad que te rodea.

POSTURA: siéntate en postura fácil, con la columna recta. Pecho hacia arriba y ligeramente hacia fuera. Dobla los brazos a los lados de los costados, y tira ligeramente de hombros y codos hacia atrás. Los brazos forman un ángulo de 30 grados. Los antebrazos deben estar paralelos uno con el otro y las palmas hacia delante.

MUDRA: dobla los dedos meñique y anular, y presiónalos con el pulgar. Mantén los dedos índice y corazón estirados.

MIRADA: concéntrate en el tercer ojo con intensidad y canta mentalmente en ese punto el mantra.

MANTRA: «Sa Ta Na Ma».

PARA FINALIZAR: inhala profundo. Exhala. Abre y cierra los puños varias veces y relájate.

TIEMPO: 11 minutos.

COMENTARIOS: abre el flujo del chakra corazón. ¡Practicarla te permitirá ser tu mismo! Trae armonía, belleza y paz a tu alrededor. Si la haces durante 40 días se llevará tu negatividad.

Esta meditación fue compartida por Yogui Bhajan en 1971. El mudra es un símbolo de bendición y prosperidad.

37

MEDITACIÓN PARA LA PAZ INTERIOR
Y LA ALEGRÍA

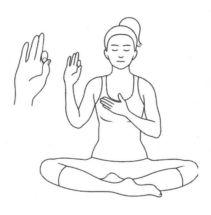

La paz interior es uno de los propósitos vitales más importantes que todos compartimos. Para conseguirla, resulta esencial que crees una rutina diaria de meditación y que mantengas la ilusión. Que, en lugar de juzgarte, intentes comprenderte, que cultives la paciencia y no tengas expectativas, que perdones a los que te han hecho daño y te perdones por tus errores, que entiendas que no hay nada perfecto, que la vida no es perfecta, que aprendas a estar a solas contigo mismo, que no te compliques, que no te compares con los demás, que compartas, que te des cuenta de lo bien que te sientes cuando has hecho lo correcto, que vivas el momento presente. Que des las gracias por todo lo que tienes y también por todo lo que no tienes.

Cuida tus relaciones y diferencia entre aquello que depende de ti y lo que no. Céntrate solo en lo que depende de ti.

Práctica n.º 37 de Kundalini Yoga

Esta meditación es ideal para aquellas personas a las que les cuesta mucho meditar. Asimismo, es perfecta para niños y adolescentes.

POSTURA: siéntate en postura fácil, con la columna recta.

MUDRA: Coloca las manos juntas formando el mudra de flor de loto. Primero presiona la base de las palmas de las manos y luego separa todos los dedos menos pulgares y meñiques que están juntos. Tus manos parecerán una flor.

MIRADA: ojos cerrados.

PENSAMIENTO: haz todo lo que puedas mentalmente para evitar meditar. Piensa en todo tipo de pensamientos, lo que hiciste ayer, pensamientos felices, pensamientos tristes. ¡¡¡Enfócate en pensar y no en meditar!!!

RESPIRACIÓN: respira de forma natural a través de la nariz.

PARA FINALIZAR: inhala profundamente. Retén. Mientras, estiras y aprietas todos los músculos del cuerpo.

TIEMPO: de 3 a 11 minutos.

COMENTARIOS: esta meditación que trata de no meditar es perfecta para todas aquellas personas a las que les cuesta mucho meditar. El mudra y la posición de las manos activa automáticamente la mente meditativa. Ten presente que cuanto más resistas más efectivo será este kriya y más profundo te permitirá ir hacia dentro.

38

MEDITACIÓN PARA TOMAR DECISIONES DESDE EL CORAZÓN

Deseo que, si has llegado hasta aquí, ya estés «pensando con el corazón» y que tu cerebro y tu corazón tengan una conexión plena, que se estén comunicando para tomar decisiones juntos. Esto es a lo que nos referimos en el mundo espiritual cuando decimos «sigue tu corazón». No hay precipitación, ni reacción, cuando tomas decisiones desde el corazón. A medida que vas avanzando en este camino, te das cuenta de cómo tu inteligencia emocional se expande. Vas adquiriendo el hábito de obtener un aprendizaje de tus experiencias y de que tu autoestima no sufra quebrantos.

Práctica n.° 38 de Kundalini Yoga

Haz esta meditación cuando tengas que tomar una decisión y no quieras guiarte por tu mente racional o por tus emociones, sino desde el corazón. Puedes hacerla a cualquier hora del día, especialmente si estás en un momento de estrés mental y/o emocional.

POSTURA: siéntate en postura fácil, con la columna recta. Puedes sentarte en una silla, pero asegúrate de que estás cómoda/o.

MUDRA: mano izquierda en el chakra corazón con los dedos extendidos dirigidos hacia la derecha. En este espacio se aloja la fuerza vital. Te aportará tranquilidad. Mano derecha en Gyan Mudra.

MIRADA: ojos cerrados y enfocados en el tercer ojo.

RESPIRACIÓN: inhala y exhala por la nariz, despacio, suave y profundo.

PARA FINALIZAR: inhala profundamente. Aguanta el aire y luego exhala.

TIEMPO: de 11 a 31 minutos.

COMENTARIOS: ¿te has dado cuenta de que la mayoría de las veces no somos conscientes de las decisiones que tomamos?

39

KRIYA PARA EQUILIBRAR TU ENERGÍA

Estamos hechos un 99,99999 % de energía.

Doctor Joe Dispenza

Todo comienza con un pensamiento. Este pensamiento se transforma en una idea y si desarrollamos esta idea se creará una realidad. Es muy importante ser consciente de la energía que emite ese pensamiento y la energía que necesitas para crearlo. Allí donde enfocamos el pensamiento va la energía. Equilibrar la energía del cuerpo es un proceso natural. Debemos tener en cuenta que como seres humanos movemos energía en distintos planos, como son el plano físico, el mental, el emocional y el espiritual.

Haz este kriya cuando necesites equilibrarte y limpiar tu sistema linfático.

1. Siéntate en postura fácil, extiende los brazos paralelos al suelo dibujando un ángulo de 60 grados entre ellos. Dobla las manos hacia arriba desde las muñecas (las palmas de las manos hacia delante), y mueve la mano derecha desde la muñeca haciendo círculos, manteniendo la mano izquierda perpendicular al brazo, durante 2 minutos. Luego repite, cambiando de mano. Este ejercicio actúa sobre las glándulas tiroides y paratiroides de una manera notable y mueve la energía chi.

2. Ahora comienza a dar palmadas, durante 2 minutos.

3. Con los brazos todavía estirados hacia delante, separados unos 22 cm, con las palmas hacia abajo, mueve las manos girando las muñecas. Lleva primero los dedos hacia arriba, luego paralelos al suelo y finalmente apuntando hacia abajo, tirando con fuerza de ellos en tres fases, enérgicamente. Resultará calmante y molesto al mismo tiempo. Continúa así durante 2-3 minutos.

4. Ahora, moviéndote desde las caderas, con los brazos estirados a los lados, las palmas de las manos hacia abajo, in-

clínate ligeramente hacia atrás y luego hacia delante, para moldear los músculos que evitan el envejecimiento y los problemas de espalda. Mantén la columna recta y mueve los brazos junto con el cuerpo. Muévete como si fueras el soporte de una balanza durante 2-3 minutos.

5. Entrelaza las manos en cerradura de Venus sobre la cabeza y gira el cuerpo rápidamente de derecha a izquierda durante 2-3 minutos para hacer circular la energía que has creado. Extiende los brazos hacia delante, paralelos al suelo y a 60 grados el uno del otro, como en el ejercicio número 1, pero con las palmas hacia abajo. Lentamente levanta un brazo a 60 grados bajando el otro y continúa así mientras los brazos se mueven despacio de adelante hacia atrás, unos 60 grados con respecto a la posición original, para equilibrar la energía, durante 2-3 minutos.

7. Siéntate con la columna recta y en paz, con los brazos cruzados a la altura del pecho, con el brazo derecho sobre el izquierdo y canta: «Har Hari Har Hari». Concéntrate en el punto situado entre las cejas y la base de la nariz (punto del entrecejo). Tira de la energía elevándola desde el ombligo al tercer ojo y continúa así durante 2-3 minutos.

8. Siéntate sobre los talones e inclínate hacia delante, apoyando la frente en el suelo en la postura del bebé, con los brazos extendidos a lo largo del cuerpo. Esto debería ha-

cerse por lo menos una vez al día para equilibrar tu energía con el suelo espinal y rejuvenecer así los nervios de la columna vertebral. Relájate durante 2 minutos.

9. Ponte de rodillas, con las nalgas levantadas del suelo. Entrelaza los dedos detrás del cuello. Inclínate hacia atrás lo máximo posible, manteniendo el equilibrio. Piensa en un Dios, una unidad en la tierra, paz y felicidad para todos. Mantén la postura durante 1-2 minutos y luego relájate.

NOTA: la cerradura del cuello debe aplicarse durante todos los ejercicios.

Este kriya también limpia tu sistema linfático. Lo usamos en el Camino del Gong para fortalecer brazos y muñecas.

40

MEDITACIÓN DE LA CREACIÓN, PARA SUPERAR TODAS LAS ADVERSIDADES

Nuestro carácter se forma gracias a los desafíos y a las adversidades. Es en estas situaciones de la vida en las que aparecen tus valores, tus principios, tus talentos, tu esencia, aquello que es auténtico en ti y lo que es verdadero para ti. Cuando trabajaba en el sector industrial, la palabra «resiliencia» tenía que ver con la propiedad de algunos materiales para recuperar su forma después de haber sido modificados. Ahora, en el ámbito terapéutico, he aprendido de algunas de las personas que vienen a mis sesiones que el concepto tiene también mucho que ver con la capacidad que todos poseemos para afrontar situaciones difíciles.

Kundalini Yoga desarrolla tu capacidad para resurgir de las adversidades, adaptarte a los cambios impuestos, recuperarte anímicamente y salir con más fuerza de las adversidades afrontadas. Para poder afrontarlas es necesario que mantengas una actitud abierta y estés dispuesto a:

- Aceptar ayuda y apoyo.
- No ver la dificultad que afrontamos como el final de todo lo que tengo.
- Entender el mensaje que nos da el *I Ching*: «lo único inmutable es la mutación», y aceptar el cambio como parte de la vida.
- No olvidarte de tus metas.
- Ponerte en acción.
- Mantener una visión positiva y optimista, sin perder la perspectiva a largo plazo.
- Cuidarte.

Práctica n.º 40 de Kundalini Yoga:

Haz esta práctica cuando estés atravesando un momento difícil y pienses que no puedes superar más obstáculos.

POSTURA: siéntate en postura fácil, con la columna recta.

MUDRA: une las manos en las bases formando un loto a la altura del corazón. Para empezar, y entre cada repetición del mantra, los pulgares y los meñiques están separados y después debes irlos uniendo tal como se muestra en los dibujos.

MANTRA: canta el «Bij Mantra»: Sa Ta Na Ma.

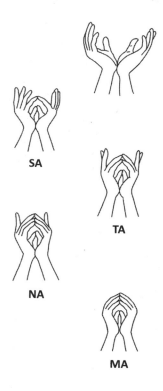

SA

TA

NA

MA

1. En el idioma de lo humanos, audible. Uniendo los pulgares y los meñiques canta «Sa». Luego junta los dedos anulares cantando «Ta», luego los dedos corazón cantando «Na» y, por último, los índices cantando «Ma».

2. En el idioma de los amantes, susúrralo y repite el mismo patrón de dedos.

3. En el idioma de Dios, el silencio. Repitiendo los mismos pasos.

TIEMPO: de 3 a 11 minutos.

COMENTARIOS: es una de las meditaciones más poderosas que se conocen. Esta es la meditación sobre el poder de la palabra y el poder de creación dentro de ti. El ritmo de la polaridad se cambia. Si practicas esta meditación, ¡superarás todas las adversidades!

41

MEDITACIONES PARA ABRIR
TUS DONES Y ELEVARTE

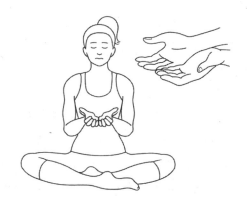

Normalmente, en nuestra infancia o en la adolescencia, de forma espontánea, se manifiesta al menos una cualidad que nos hace únicos. Todos tenemos esa cualidad, algún don o habilidad especial que nos hace sentir especiales, creativos, con originalidad, con capacidad de influir en otras personas sin tener que esforzarnos. Los dones son facultades o regalos divinos que traemos en esta encarnación, según nuestra sabiduría y nivel de conciencia. Son para ayudar a los demás.

Esta cualidad puede ser una capacidad extraordinaria como músico, político, escultor, médico, ingeniero, escritor, artista... También pueden aparecer dones más esotéricos o sobrenaturales, como, por ejemplo, la clarividencia, la intuición, la proyección astral, la ubicuidad, la mediumnidad, la telepatía, etc.

Para descubrir tus dones tienes que observarte y darte cuenta de en qué eres bueno, en qué actividades fluyes con más facilidad, sin tener que esforzarte. Es ahí donde debes profundizar y potenciar todo tu poder interno para que así se manifiesten tus dones.

Aunque tu potencial como ser humano es enorme, a veces te puedes quedar bloqueado por las dudas que te asaltan sobre ti mismo. Si te observas, el bloqueo no se origina por falta de conocimientos sobre la actividad que tienes que desarrollar, sino que está ocasionado por tu falta de confianza. Como ya hemos visto a lo largo de este libro, el miedo y la falta de confianza en uno mismo son los dos factores que más te limitan. Tal vez te ha pasado, en el colegio o en la universidad, que sabías una respuesta, pero fuiste incapaz de levantar la mano o salir a la pizarra. Ahora es el momento de alzar la mano, de dar el paso. Atrévete a disfrutar de la vida, confía en ti, aprende a arriesgarte y permite que tus dones transformen tus miedos en confianza. ¡Empodérate!

PRÁCTICA N.º 41 DE KUNDALINI YOGA

Realiza esta meditación cuando necesites cambiar la energía al polo positivo para deshacerte de los pensamientos que te hacen daño. Te conectará con tus dones y te elevará.

POSTURA: siéntate en una postura de meditación cómoda y levanta las manos a la altura del corazón. Las palmas hacia arriba, los codos relajados a los lados.

MUDRA: forma una copa poco honda con las manos. Los cantos de las palmas y los dedos meñiques (Mercurio) están en contacto. Los pulgares hacia fuera y alejados de las manos. Los bordes de la copa tienen que formar un ángulo de 30 grados hacia arriba con respecto a la base de las manos. Lo importante es mantener la línea de Mercurio conectada en los cantos de las palmas y los dedos meñiques. Es posible que algunas personas tengan un pequeño hueco entre sus meñiques.

MIRADA: hacia las manos, pero mantén los ojos cerrados.

RESPIRACIÓN Y MANTRA: «Ek Ong Kar Sat Gur Prasad Sat Gur Prasad Ek Ong Kar». Cántalo en mónotono, dejando que la respiración se regule por sí misma de forma natural. Un ciclo dura 4-5 segundos.

TIEMPO: 31 minutos.

COMENTARIOS: normalmente los mantras no tienen reacción, es decir que cuando los cantas bien, te beneficias y cuando los cantas mal, no generan ningún efecto negativo. Pero hay una advertencia en Kundalini Yoga sobre este mantra. Si lo cantas mal, puede volverse en tu contra. ESTE MAN-TRA NO ES SECRETO, PERO ES MUY SAGRADO. ¡Tenlo en cuenta!

En las enseñanzas de Kundalini Yoga, «Ek Ong Kar Sat Gur Prasad» está considerado como uno de los mantras más poderosos. Te eleva para conectar con tu ser más allá de la dualidad y con el flujo del espíritu. Hará tu mente tan poderosa que eliminará todos los obstáculos. Se le llama el mantra mágico porque su efecto positivo se manifiesta de inmediato y dura mucho tiempo.

42

MEDITACIÓN PARA CONVERSAR CON EL ALMA

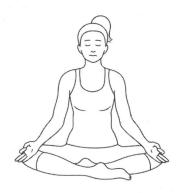

Si hoy, cuando te has despertado, no has sido capaz de dar las gracias y valorar que tienes un nuevo día por delante, va a ser muy difícil que seas consciente del maravilloso don que es la vida. Si dejas que pasen los días sin la conciencia de que hoy puede ser el último, estás desperdiciando todo lo valioso que te rodea. Para vivir la mayor experiencia de cada día tienes que recordar que eres mortal y vivir la vida con entusiasmo y gratitud por todo lo que llega, por todo lo que se queda, por todo lo que se va.

Empecé a profundizar en Kundalini Yoga porque me sentía atraído por las enseñanzas. Jamás pensé, cuando me inscribí en la formación de profesores, que terminaría impartiendo clases y transformando mi estilo de vida. En las primeras lecturas, una de las citas de Yogui Bhajan que más me impactó fue: «No eres este cuerpo. No eres esta mente. No eres el criado. Eres el alma. Este es el viaje del alma, no el tuyo».

Pasamos despiertos (físicamente) la mayor parte del tiempo, pero dormidos a la verdad de nuestra esencia y de nuestra presencia en este planeta. Kundalini Yoga nos ayuda a despertar. Es el despertador de la conciencia. Y cuando comienzas a practicar surgen las preguntas: ¿quién soy? (o tal vez, deberíamos preguntarnos ¿qué Soy?). ¿Soy un cuerpo que tiene un alma? ¿Soy un alma que tiene un cuerpo? ¿Qué estoy haciendo aquí? ¿Cuál es mi misión?

Estoy seguro de que encontrarás las respuestas. Si no sabes por dónde empezar, podemos hacerlo hablando del alma. ¿Te has preguntado alguna vez por tu alma? Si no lo has hecho, ahora es un buen momento. Antes de cerrar el libro, ponte en una postura cómoda, haz respiración yóguica, lleva la atención al tercer ojo y pregúntate por ella. Tómate tu tiempo. Escucha tu voz interior. Si ya lo has hecho, sigue leyendo.

¿Qué es el alma? En Kundalini Yoga se considera que es el cuerpo inmortal que contiene nuestro ser, conciencia y personalidad. El alma no está en un sitio concreto, sino que vibra en todo nuestro ser. Es la energía divina que habita en el ser humano. Cuando conectamos con ella podemos sentir la experiencia de nuestra unión con el infinito. ¿Has probado a buscar como lo define el diccionario de la Real Academia Española? ¡Te sorprenderá!

Si todos estamos de acuerdo en que el alma es el principio que da forma y organiza el dinamismo vegetativo, sensitivo e intelectual de la vida y que, en algunas religiones y culturas, se considera la sustancia espiritual e inmortal de los seres humanos, ¿por qué estamos tan desconectados de ella? ¿La desconexión viene de fuera o de dentro? Si viene de dentro, ¿quién manda en ti? ¿El ego? ¿La mente? ¿Quieres conectar con tu alma?

En Kundalini Yoga se dice que la herramienta más poderosa para desarrollar y conectar con el alma es la meditación y el canto. En palabras de Yogui Bhajan, la acción consciente eleva la conciencia, al igual que las acciones cotidianas elevan el hábito. Ahora, si ya eres consciente de que tú eres un alma, ¿cuál es el siguiente paso? Entender las leyes universales que rigen el planeta. Seguro que conoces la ley de la gravitación universal enunciada por Newton. ¿Conoces la ley del karma? ¿Comprendes que todo lo que haces tiene una consecuencia?

Me encanta una de las citas de Yogui Bhajan sobre el éxito, por su conexión con la ley del karma: «Las tres reglas del éxito son: Nunca hables mal de nadie. Nunca actúes mal con nadie. Nunca escuches a nadie hablar mal de alguien».

Te invito a que profundices en las leyes universales. En mi

búsqueda he nombrado una que defino como la ley de pertenencia: «Todo lo que nace en este planeta, vegetal, animal o ser humano, muere». Todo lo que nace de la tierra, en la tierra, pertenece a la tierra. ¡Nadie ha salido con vida de aquí!

Comparto contigo algunas frases para reflexionar: nada real muere. La muerte es una transformación de la forma, igual que el agua se transforma a cero grados o cuando alcanza su punto de ebullición a cien grados. Lo que la oruga interpreta como el fin del mundo, es lo que la naturaleza denomina mariposa.

Ahora que ya eres consciente de que tienes alma y de que vas a morir, ¿merece la pena lo que estás haciendo con tu vida?

Volví a nacer el 19 de julio de 2005, tuve una experiencia cercana a la muerte (ECM). Salí casi ileso de un accidente de moto, cuando conducía por una autopista a más de 100 km/h. De esa experiencia me quedo con este aprendizaje: no soy inmortal. Todo cambia en un instante. En unos segundos puede acabar esta existencia. Así que no retrases o dejes sin hacer nada en esta vida. ¡No dejes nada para hacer en otras vidas! ¡Aprovecha esta! No dejes nada sin decir, especialmente a las personas que quieres y también a las que no quieres. No pierdas tiempo con tu ego, elige ser feliz. Pase lo que pase, obsérvate y pregúntate si se trata de algo relacionado con tu lado finito o con tu lado infinito.

Una vez que eres consciente de que nuestro paso por este planeta es finito: ¿por qué no te preparas para el momento más importante de tu vida?

Hacemos cursos de todo tipo: fotografía, informática, redes sociales, bricolaje, posturas de yoga, canto, sanación celestial, cuencos..., si esperas un bebé haces un curso de preparación al parto... y ¿qué pasa con la muerte? No lo dejes para el final. Prepárate, vive consciente, libérate en vida, ¡Jiwan Mukt!

En este camino de despertar, de liberarme en vida, el gong me ha enseñado tres mantras que comparto contigo: «Todo es perfecto. Pasa lo que tiene que pasar. Todo es como tiene que ser».

Yogui Bhajan dijo sobre nuestra liberación en vida: «Mientras temamos a la muerte, somos solo animales. Solo los seres humanos tienen la facultad de la mente meditativa para conquistar la muerte y llegar a no tener miedo».

Ahora nos toca poner conciencia para alinear nuestro ego y nuestra mente con el propósito del alma, nuestra verdadera esencia.

Práctica n.º 42 de Kundalini Yoga

Por cierto, ¿sabes ya cuál es el propósito de tu alma para esta encarnación? Si no es así, esta meditación te ayudará cuando necesites fuerza, claridad mental y conectar con tu alma.

POSTURA: siéntate en una postura cómoda, con la columna recta.

MUDRA: coloca las manos en Gyan Mudra.

MIRADA: ojos cerrados y enfocados en el tercer ojo.

RESPIRACIÓN Y MANTRA: inhala profundamente y al exhalar recita el mantra 8 veces en voz alta, en monótono. Repite este patrón: «Wahe Guru Wahe Guru Wahe Guru Wahe Llio».

PARA FINALIZAR: inhala profundamente. Retén. A continuación, exhala.

TIEMPO: 31 minutos.

COMENTARIOS: esta meditación genera un estado de profunda relajación, nos da fuerza y claridad mental. Puedes tener la experiencia de sentir tu alma en la sala, de poder conversar con ella. Te capacita para dar y continuar dando a las personas con las que te relacionas. Puede cambiar tu destino si la haces honestamente. Si practicas durante 31 minutos, todos los días, durante seis meses, experimentarás el cosmos ante tus ojos. Si la haces 2 horas y media seguidas podrás controlar los cinco «Tatwas» (elementos).

SEGUNDA PARTE

KRIYAS DE KUNDALINI YOGA CON GONG

Si meditas en el sonido primordial, verás lo nunca visto, escucharás lo nunca escuchado, y sentirás lo que nunca sentiste.

YOGUI BHAJAN

Desde el principio de los tiempos, el poder del sonido ha quedado registrado en las primeras escrituras de los seres humanos. Tanto para la cultura occidental, como para la oriental, la creación del universo se produjo a través del sonido. En el cristianismo, con la orden dada por Dios: «Hágase la luz» (Génesis, 1:3). Por medio de la palabra, se crearon las estrellas y los planetas. En el hinduismo, se explica con la sílaba «om». Para ellos, el universo se creó a partir de una vibración cósmica procedente del más profundo de los silencios.

El sonido nos conecta con la espiritualidad y la creatividad. El sonido puede transformar la materia gracias a su fuerza creativa. Las frecuencias son la manifestación del sonido y la geometría, la de la forma.

En todas las sociedades ancestrales, los chamanes usaban el sonido para adentrarse en otras dimensiones espirituales y visitar otras realidades del cosmos. Los chamanes entraban en un trance mediante el cual podían comunicarse con el mundo sobrenatural: podían hacer visible lo invisible y descubrir los secretos del universo.

En los tiempos de nuestros primeros ancestros, los seres humanos convivían con un flujo constante de energía espiritual, que era a la vez armónica y caótica. Esta energía se manifestaba en distintas deidades con las que convivían.

En el continente americano, los chamanes recurrían a los ancestros para, a través del sonido y plantas sagradas, conseguir bienestar para la comunidad. En estos viajes, lograban mantener la armonía con la naturaleza y prevenir catástrofes y enfermedades.

Para ellos, estar en contacto con el canal de energía espiritual no terminaba con la muerte, era una energía que se renovaba constantemente y que fluía por este mundo terrestre. Y el sonido constituía un vehículo para acceder a esta energía.

En Kundalini Yoga se considera el gong como un instrumento sagrado, de sanación, rejuvenecimiento y transformación. Es el instrumento más antiguo del Sudeste Asiático.

Aparece en la Edad del Bronce, cuando a partir de las primeras aleaciones de cobre y estaño se crearon estos discos metálicos.

Al percutir sobre ellos se producía una resonancia nunca oída anteriormente. Se utilizaban en ritos funerarios y como herramienta para alcanzar altos estados de meditación y conciencia.

Cada vez hay más estudios científicos que investigan los efectos del sonido y su capacidad para construir y destruir. En el ámbito de la medicina occidental se está aplicando en cirugía (ultrasonidos), en diagnóstico y en terapia con música (musicoterapia). También se ha comprobado científicamente su efecto positivo sobre el cerebro y la memoria.

El sonido del gong:

- crea una relajación profunda;
- elimina la tensión y los bloqueos del cuerpo;
- te libera del torrente de pensamientos;
- estimula el sistema glandular y el sistema nervioso a un nivel más alto de funcionamiento;
- afecta a la glándula pituitaria, lo que hace que todo el sistema glandular se equilibre;
- aumenta la capacidad para absorber el prana;
- estimula la circulación sanguínea y la de todos los fluidos del cuerpo.

Esto hace que el gong sea un excelente terapeuta de sonido. En muchas ocasiones, la enfermedad y el malestar físico tienen un componente emocional o de estrés que puede ser liberado por el impacto de su sonido en nuestra mente y en nuestro cuerpo. Debido a la amplia gama de frecuencias que estimula las terminaciones nerviosas, también es muy útil en la recuperación de las lesiones en las que se ha producido un daño nervioso.

Impacto del gong sobre el cuerpo físico:

Sistema óseo: el sonido del gong impacta y estimula la creación de calcio. Este es el principal componente de los huesos, así que favorece la recuperación de fracturas.

Sistema muscular: el gong activa procesos depurativos, que ayudan a la masa muscular a liberarse de las toxinas que estuviesen depositadas.

Sistema circulatorio: la sangre está formada por partículas piramidales de cristal de cuarzo, que al tomar contacto con las frecuencias emitidas por el gong comienzan a pulsar y emitir luminosas irradiaciones sanadoras. A su vez, el torrente sanguíneo mejora su oxigenación y dinamiza su tránsito a través de las venas y las arterias.

Sistema nervioso central: el sonido del gong ayuda a la reparación de daños en los microcircuitos cerebrales. Favorece la creación de más dendritas, que permiten la aparición de nuevas vías de conexión entre neuronas. Potencia la sincronización de la actividad de los dos hemisferios cerebrales, generando estados de sedación y relajación.

43

KUNDALINI YOGA
PARA LA RELAJACIÓN

Es difícil ser perfectos en el arte de la relajación. Si estás en modo víctima, vives en una continua polaridad y es muy difícil crear espacios de relajación porque el modo lucha está activado todo el tiempo.

Hemos sido creados perfectos, pero por nuestros miedos y apegos desarrollamos una personalidad que se opone a nuestra esencia divina. Muchos de nuestros pensamientos ni siquiera se procesan, van directamente al subconsciente y no se expanden. Tenemos miedo a que esta falsa personalidad que hemos creado sea todo lo que hay y si la dejáramos ir pensamos que moriríamos.

La felicidad viene de la relajación. Básicamente hay dos formas de alcanzar la felicidad. Una es a través de la materialización de los deseos. Lo que sucede es que la mayoría de los deseos nunca van a ser alcanzados. La otra es tomando conciencia de que somos parte del infinito. El universo no es pleno sin cada uno de nosotros. Si te relajas, y no tienes miedo a lo que desconoces, a lo que te espera cuando dejes este cuerpo físico, el 75 por ciento de tu tensión desparecerá.

En el primer ejercicio, la meditación en el nombre de la verdad (Sat Nam) es suficientemente poderosa para cambiar el metabolismo y la temperatura corporal. El segundo ejercicio estira el nervio de la vida y favorece la circulación. La relajación profunda permite que saborees los dominios más allá del cuerpo y del más allá, dentro de tu cuerpo. El último ejercicio energiza la circulación del corazón y el poder de sanación.

Sat Nam, ley de las 7 olas: vibra Sat en seis olas y deja que Nam sea la séptima. En Sat, cada ola del sonido se cuela a través de los chakras empezando en la base de la columna. En Nam, deja que el sonido y la energía irradien desde el séptimo chakra, en la cima de la cabeza, a través del aura, hacia el infinito.

1. Siéntate sobre las rodillas en postura de roca. Inclínate hacia delante con el punto del entrecejo en el suelo y los brazos mantenlos estirados hacia fuera con las palmas juntas. Haz largas respiraciones profundas durante 1 minuto. Luego comienza a cantar el mantra Sat Nam con la ley de las siete olas, también conocida como la «ley de siete». Continúa así durante 15 minutos.

2. Estira las piernas hacia fuera justo delante de ti. Sentado con la columna recta, inclínate hacia delante, manteniendo la columna recta e inclinándote desde las caderas. Cógete de los dedos de los pies (o tan cerca como puedas) y relaja

el torso dejándolo caer hacia tus muslos. Mantén la cabeza alineada con la columna. Haz largas respiraciones profundas durante 3 minutos.

3. Relájate boca arriba durante 7 minutos. No te muevas. Mantente inmerso en la quietud. Deja que cada parte de tu cuerpo se relaje. En una conciencia más elevada, eres infinito, radiante y lleno de energía. No pienses. Deja que tus pensamientos se diluyan por encima de tu cabeza como si fueran nubes brumosas. Relájate profundamente.

4. Con los ojos todavía cerrados, estira el cuerpo con los brazos por encima de la cabeza en el suelo. Luego gira las muñecas y los tobillos en círculo. Siéntate en postura fácil. Levanta los brazos en un ángulo de 60 grados separados del suelo. Pon las manos en forma de copa apuntando hacia el cielo. Concéntrate en tus palmas. La cantidad de energía que puedas atraer del cosmos es proporcional a tu concentración. Continúa así durante 3 minutos.

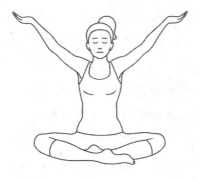

44

FORTALECER EL SISTEMA INMUNOLÓGICO, EL TIMO Y DETENER LA OXIDACIÓN CELULAR

El sistema inmunológico constituye la defensa natural del cuerpo contra las infecciones. Nuestro cuerpo está diseñado para combatir y destruir organismos infecciosos invasores antes de que causen daño. Un sistema inmunológico fuerte nos protege de infecciones que nos pueden provocar una enfermedad.

El timo es un órgano linfoide primario y especializado del sistema inmunológico. Dentro del timo maduran las células que son imprescindibles para el sistema inmunitario adaptativo, que es el lugar en el cual el cuerpo se adapta específicamente a los invasores externos. Durante el proceso de oxidación celular se forman moléculas inestables que «roban» electrones a las células de nuestro organismo, causando daño, mutaciones y citotoxicidad.

La citotoxicidad es la capacidad que tienen algunas células

para ser tóxicas frente a otras que están alteradas. Se trata de uno de los mecanismos más efectivos, de grupos de poblaciones celulares especializadas del sistema inmunitario, que son capaces de interaccionar con otras células y destruirlas.

1. TÚMBATE DE ESPALDAS, BRAZOS A LOS LADOS DEL CUERPO, PALMAS HACIA ABAJO:

   a) Sube la pierna derecha a 90 grados y la izquierda a 45 grados.
   a) Baja al mismo tiempo las dos piernas juntas.
   b) Sube la pierna izquierda a 90 grados y la derecha a 45 grados.
   c) Baja al mismo tiempo las dos piernas juntas.

Repite la secuencia rítmicamente de 5 a 10 minutos.

2. TUMBADO DE ESPALDAS: extiende los brazos por encima de la cabeza, hasta tocar el suelo. Levanta las piernas y llévalas hacia atrás hasta tocar con los dedos de los pies los dedos de las manos. Baja las piernas hacia delante. Mantén Mula Bandha al bajar las piernas y no dejes que la inercia guíe el movimiento. Inhala estirando y exhala al llevar las piernas hacia atrás. Repite el movimiento 52 veces.

3. POSTURA DE LA RANA:
   Cuenta 1. Inhala, eleva el cuerpo del suelo y toca con la mano izquierda el corazón.
   Cuenta 2. Exhala y baja.
   Cuenta 3. Inhala, eleva el cuerpo del suelo y toca con la mano derecha el corazón.

Cuenta 4. Exhala y baja.

Repite el movimiento 108 veces.

4. DE PIE: estira los brazos hacia arriba, tocando las orejas. Inhala y arquea un poco la espalda hacia atrás, exhala e inclínate hacia delante y toca con las manos el suelo.

Repite el movimiento 108 veces.

5. POSTURA DE LA PINZA: haz giros con el cuello, procurando tocar con la frente las rodillas en cada rotación. Realiza 52 rotaciones.

6. TÚMBATE BOCA ABAJO: cógete de los tobillos o el empeine del pie. Inhala y, en la postura del arco, exhala y relájate. Repite este movimiento contando 1-2, 1-2, cinco veces. Relájate cinco segundos y repite este movimiento contando 1, 2, 3, 4, 5, 6, 7... hasta 108 veces. (En este y en los ejercicios anteriores puedes hacer 54 repeticiones en vez de 108).

7. Relájate completamente sobre la espalda. Escucha sonidos de gong.

45

KRIYA PARA EL TIMO
Y EL SISTEMA INMUNOLÓGICO

Aquí tienes una nueva práctica que va a seguir reforzando tu sistema inmune.

Práctica n.° 45 de Kundalini Yoga

1. POSTURA FÁCIL: manos delante del pecho a unos 30 o 40 cm. Palmas mirándose. Sacude totalmente el cuerpo, creando un ritmo corporal, mueve el tronco desde del sacro hasta la cabeza. Deja ir tu cuerpo por completo con esta sacudida masaje, debes sentir algo parecido a un maravilloso terremoto. Mueve cada parte de ti. Cada poro de tu piel debe sudar. Sigue así de 10 a 15 minutos.

   NOTA: cuando acabes, mantente en quietud, con las manos en la posición inicial, y percibe la energía que has creado entre las palmas de tus manos. Después inhala hondo, exhala y relaja las manos sobre tu regazo, cierra los ojos y disfruta de la experiencia.

2. DE PIE: mueve las caderas arriba y abajo, doblando alternativamente las rodillas y mueve las caderas hacia los lados (como si fueras un mono). ¡Danza! ¡Gira! Mueve los hombros, deja los brazos relajados y que se balanceen. Cada poro de tus piernas debe sudar. Con este asana las caderas se equilibran. Muévete con vigor y expulsarás las toxinas fuera de tu cuerpo. Sigue así de 8 a 10 minutos.

3. POSTURA FÁCIL: palmas presionadas juntas por encima de la cabeza. Gira rápida y enérgicamente de un lado a otro, abre bien los hombros y el pecho. Sigue así durante 5 minutos.

4. POSTURA DE LA VACA: levanta la pierna izquierda hacia arriba. Inhala en esta postura, exhala y lleva la frente al suelo. Haz 52 repeticiones. Luego cambia de pierna y realiza otras 52 repeticiones.

5. DE RODILLAS: el cuerpo levantado de rodillas. Inhala y adopta la postura del camello, exhala y regresa a la postura inicial. Haz 108 repeticiones (También podrías hacer 54 repeticiones).

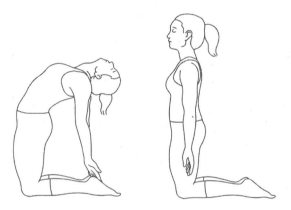

6. TÚMBATE DE ESPALDAS: manos debajo de las caderas. Lleva las rodillas al pecho, colocando los muslos cerca o tocando el cuerpo. Inhala y estira las piernas por encima de la cabeza, exhala y vuelve a la postura inicial. Haz 108 repeticiones (También podrías hacer 54 repeticiones).

7. Coloca ambas manos sobre el corazón y relájate. Inhala y al exhalar levanta el cuerpo hasta tocar con la frente las rodillas, inhala y baja el cuerpo. Sigue así a un ritmo moderado. Haz 52 repeticiones.

8. Relájate completamente. Escucha sonidos de gong.

46.

EQUILIBRANDO PRANA Y APANA

Prana es la fuerza vital del átomo. Apana es eliminación o la fuerza eliminatoria. Estas son dos fuerzas en nosotros (positiva y negativa).

Yogui Bhajan

En la práctica n.º 16 hablamos de la importancia del prana. Los términos «Prana» y «Apana» son conceptos relacionados con la energía vital. Prana es la energía que nos da vida y Apana es la que purifica, la energía de eliminación. Para que se equilibren, la energía de ambos procesos tiene que fluir. Si la alimentación no es sana, si respiramos aire contaminado, si no controlamos las emociones, se produce un desequilibrio entre Prana-Apana. El mal funcionamiento de estas energías crea dificultades o deficiencias en el flujo energético y también en el impulso que busca el equilibrio, lo que produce intoxicaciones, dolencias y enfermedades que sostenidas en el tiempo se vuelven crónicas.

Si la energía Apana se bloquea, si no eliminas del cuerpo lo que ya no necesitas, tu cuerpo se intoxica y se disminuye la capacidad para absorber Prana, con lo que pierdes fuerza vital y puedes llegar a enfermar.

Práctica n.º 46 de Kundalini Yoga

1. Colócate en cuadrupedia. Levanta la pierna izquierda y el brazo derecho extendido hacia delante. Esta postura equilibrará y fortalecerá la energía apánica. 3 minutos. Cambia de lado y continúa así durante 2 ½ minutos.

2. Ponte de pie sobre las rodillas con los brazos extendidos por encima de la cabeza. Estabilízate contrayendo el punto umbilical para poder sentir la presión de los empeines en el suelo. Levanta el pecho y flexiónate hacia atrás, estirándote desde la parte baja de la espalda. Comienza a mover los brazos y el cuello formando un círculo. Tus hombros se moverán, pero no tus rodillas. Esto es Sobagni Kriya, el kriya de la virtud. 2 minutos.

3. Siéntate y extiende las piernas hacia delante y coge tus pies. Flexiónate hacia delante, descansando el torso sobre los muslos. Mantén la posición 2 ½ minutos.

4. Acuéstate boca arriba y relaja profundamente cada parte de tu cuerpo mientras tu energía se enfoca en el tercer ojo. 6 minutos. Durante esta meditación, Yogui Bhajan continuó tocando el gong.

47

AJUSTE CORPORAL PARA ELEVAR
EL ESPÍRITU

La enfermedad provoca un cambio en el funcionamiento del organismo que a veces afecta a los huesos o a los músculos, desajustando el sistema biomecánico. Sentimos cómo la vida se desequilibra y nos volvemos muy irritables. La estructura física del cuerpo es la responsable de tu elevación, de tu bienestar físico y espiritual. En un reloj suizo, todas las piezas son igual de importantes, desde la más pequeña a la más grande. Si una de ellas se desequilibra, el reloj pierde precisión. Lo mismo pasa con tu cuerpo.

Práctica n.º 47 de Kundalini Yoga

1. Elevación de piernas: túmbate sobre la espalda con las manos entrelazadas bajo el cuello. Manteniendo los talones juntos, sube las piernas a 90 grados al inhalar y bájalas al exhalar. Asegúrate de mantener la espalda apoyada en el suelo durante el movimiento y muévete desde el punto del ombligo. No dobles las rodillas. Si no tienes fuerza en los músculos abdominales, puedes poner las manos debajo de los glúteos. Comienza con 54 repeticiones, para luego llegar a 108. Esto te mantendrá joven y alerta. Es un buen ejercicio para realizarlo como rutina diaria.

2. Posturas de triángulo y cobra: comienza en postura de triángulo, apoyándote sobre manos y pies. Mueve el cuerpo en forma fluida hacia la postura de cobra. Entre ambas posturas, no dobles las rodillas. Las manos están firmes y los brazos se mantienen rectos. Comienza con 21 repeticiones, para luego llegar a 52. Estos ejercicios pueden mantenerte joven.

3. Estiramiento frontal: siéntate con las piernas rectas hacia delante. Toma los dedos gordos de los pies y alinea la columna. La cabeza está alineada con la columna. Inhala en esta posición. Muévete desde el punto del ombligo y dóblate hacia delante, bajando el torso hacia las piernas, exhalando. Inhala subiendo y exhala bajando. Repítelo 108 veces.

4. Giros de torso: en postura de roca, lleva las manos entrelazadas detrás del cuello, gira el torso y la cabeza hacia la izquierda y luego hacia la derecha. Repite 108 veces a cada lado.

5. Gato-vaca: apóyate sobre las manos y las rodillas. Las manos están bajo los hombros. Los brazos se mantienen rectos durante el ejercicio. Las piernas separadas al ancho de las caderas. Relaja la columna hacia abajo empujando suavemente desde el punto umbilical y sube la cabeza al inhalar. Expande el área del pecho y mantén el cuello estirado siguiendo la línea de la columna. Con la exhalación, arquea la columna hacia arriba y baja la cabeza. Repite 108 veces.

6. Giros de cuello: en postura de roca, apoya las manos sobre los muslos, lleva el mentón al pecho. Comienza a girar el cuello con cuidado. Gira 52 veces hacia cada lado.

7. Inclinaciones laterales de tronco: en postura de roca, dóblate desde la cadera de lado a lado. Al doblarte a la izquierda, tu brazo derecho se arqueará por encima de la cabeza, estirándose hacia la izquierda. El brazo izquierdo tocará tu costado derecho. Luego, hazlo en dirección contraria. Repite 52 veces hacia cada lado. Este asana es para el hígado, el bazo, el colon y también sirve para eliminar gases.

8. Giros de torso con movimiento de brazos: en postura de roca, estira un brazo hacia delante como si estuvieras agarrando energía y tirándola hacia ti; luego haz lo mismo con el otro brazo, en un movimiento rápido y fluido. Mientras un brazo se estira, el otro se recoge. Los hombros y el tronco se mueven con este ejercicio. Canta «Sa Ta Na Ma» con el movimiento. 5 minutos.

9. Rotación de tronco: en postura fácil, con las manos en las rodillas, comienza a rotar el tronco circularmente, en dirección contraria a las agujas del reloj. 3 minutos.

10. Relajación: túmbate sobre la espalda, cierra los ojos y relájate con el sonido del gong. Prepárate para un viaje hacia el interior y flota en el espacio. Ganarás una gran cantidad de energía. 10 minutos.

COMENTARIOS: «La enfermedad viene de cambios estructurales en el cuerpo. Esta es la forma milenaria de verlo en la cultura oriental. Los huesos no se ajustan al cuerpo con tornillos ni cerrojos. Son los tejidos y los músculos los que los mantienen unidos. Durante el día, hacemos muchos movimientos simultáneamente, que ponen en acción distintas cadenas musculares. En estos movimientos, algunos músculos se usan y otros no. Ciertos músculos son más fuertes y se ocupan de sostener el esqueleto. Si nuestra vida no está equilibrada, tendremos problemas físicos y nos irritaremos fácilmente.

»Toda la estructura corporal es responsable de nuestra elevación, de nuestro bienestar. Si tomamos como ejemplo un coche, si tiene gasolina puede arrancar y moverse, pero si una parte del motor se estropea, dejará de funcionar. Lo mismo pasa con el cuerpo. Este kriya mantendrá lejos tus problemas. Es así como elevas tu espíritu, ajustando tu cuerpo».

YOGUI BHAJAN

48

KRIYA PARA ACTUAR EN LUGAR DE REACCIONAR

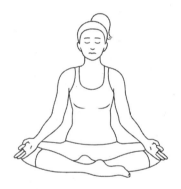

¿Recuerdas cuando estudiaste en la escuela las leyes de Newton? Si no lo recuerdas, o si no estudiaste física, no te preocupes. La tercera ley de Newton dice lo siguiente: «Para cada acción hay una reacción igual y en el sentido opuesto». Si trasladamos esto a la vida cotidiana y a nuestras relaciones, esto quiere decir que, siempre que alguien interactúe contigo, tú vas a reaccionar devolviendo la misma fuerza. Reaccionar es actuar guiado por tu instinto de lucha, es ir por la vida en modo piloto automático, sin escuchar. Reaccionas porque estás en estrés permanente, irritado, contestando mal, sintiendo que tienes derecho a hacerlo porque te has levantado con el pie izquierdo. Actuar es salir del modo víctima, para empoderarte y tomar el control con conciencia, compasión y eligiendo tus palabras y tus acciones desde el cerebro del corazón.

Práctica n.º 48 de Kundalini Yoga

1. Estira las piernas hacia delante. Cógete de los dedos de los pies y estira la columna hacia adelante. Inhala y mueve la cabeza hacia arriba, estirando la parte trasera del cuello. Exhala y baja la barbilla hacia el pecho. Mantén la columna estirada. Continúa moviendo la cabeza junto con la respiración teniendo cuidado de no comprimir las vértebras del cuello. Inhala y exhala con intensidad. 1 ½ minutos.

2. Recuéstate sobre la espalda. Comienza a hacer la respiración de fuego y pon tu cuerpo a «bailar». Muévete como quieras, pero sin despegar del suelo ninguna parte de tu cuerpo. No debe de haber partes de tu cuerpo inmóviles, todo tu cuerpo se debe mover. Esta es una reacción física violenta para deshacerte de la violencia interna de manera controlada. Eres «tú contra ti mismo». Saca todo el dolor y no te quedes con nada adentro. 3 ½ minutos.

3. Relájate sobre la espalda. Duérmete. Trae tu fuerza hacia los dedos de los pies y déjate llevar por el sonido del gong. Los tres ritmos del gong trabajarán en el sistema glandular. Si te das a ti mismo la oportunidad, este ejercicio trabajará en tu glándula pineal. 11 minutos

4. Mueve los pies y las manos, despiértate.

5. Siéntate en postura fácil. Canta «God and me, me and God are one» meditando en cada chakra. 15 minutos.

6. Inhala, retén la respiración durante 20-30 segundos y estira bien el cuerpo. Luego exhala. De nuevo inhala y mueve el cuerpo hacia todas las direcciones para estimular tu energía. Hazlo así durante 30 segundos. Después exhala y relájate.

49

CONECTANDO LAS REALIDADES FÍSICAS Y CELESTIALES

¿Cuántas veces has oído decir que somos un ser espiritual teniendo una experiencia física?

Comparto contigo este kriya que hará que ambas realidades se fundan y puedas experimentar el éxtasis de la existencia. El cuerpo físico es un canal para fundir las energías del cielo con las de la Tierra, a través del sistema de chakras. Algunas tradiciones antiguas proponen que la vida del ser humano acontece simultáneamente en dos planos. Uno el físico, relacionado con el cuerpo físico y lo que vemos. Otro, el plano sutil, lo que no vemos, relacionado con el cuerpo sutil: lo psicológico, lo emocional, lo mental y lo espiritual.

1. Siéntate en postura fácil con los dedos entrelazados detrás de la espalda. Inclínate hacia delante llevando la frente al suelo, mientras elevas los brazos lo más alto que puedas en Yoga Mudra. Mantén los codos rectos. Comienza con respiración de fuego, haciendo la respiración fuerte y pesada. Te dará una dimensión diferente. Continúa así durante 1 minuto. Quédate en la postura, continúa con la respiración de fuego e imagínate que estás ante la presencia de Dios Todopoderoso. Siente la esencia de la energía infinita. Continúa así 2 ½ minutos.

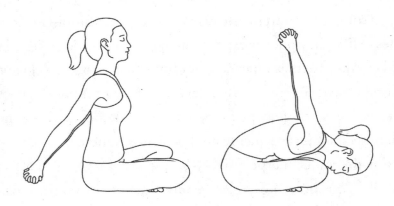

2. Incorpórate a postura fácil. Estira los brazos rectos hacia los costados. No flexiones los codos. Comienza a mover los brazos hacia arriba y hacia abajo como si estuvieras volando. Emplea la respiración de fuego. Imagínate que eres un águila volando en el cielo mientras observas todo el univer-

so bajo tus alas. Tu imaginación debe volverse realidad. Respira poderosamente y vuela poderosamente. Pon toda tu energía en ello. Continúa así 3 minutos.

3. Meditación con gong. Acuéstate sobre el suelo y sumérgete en un sueño profundo. Relájate totalmente mientras escuchas el gong. Concéntrate en el punto umbilical y proyecta hacia fuera. El gong te transportará con el sonido primordial, el sonido del Universo. Continúa así durante 7 minutos.

4. Inhala profundamente y despierta. Rota las manos y los pies. Haz el estiramiento de gato hacia cada lado.

5. Ponte de cuclillas para hacer la postura de la rana. Inhala y estira las piernas yendo a la postura de Rana para arriba. Canta «Har» cuando vuelves a la postura de cuclillas. Continúa con este movimiento durante 1 minuto.

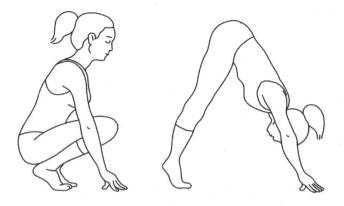

50

LIBERA ENERGÍA PARA VENCER
LA DEPRESIÓN

Este kriya es un complemento perfecto a la práctica número 13. Te sentirás lleno de energía y revitalizado.

Práctica n.º 50 de Kundalini Yoga

1. Colócate en postura de vaca sobre las manos y las rodillas. Mantén el equilibrio en postura de vaca mientras rápidamente tocas los glúteos con las dos manos, y luego vuelve a apoyarlas sin pausa sobre el suelo. Continúa así. Mantén un ritmo rápido. Este ritmo ajustará automáticamente tu respiración. 3 ½ minutos. Continúa el movimiento, pero ahora haz respiración de fuego «larga», es decir, coordina la respiración de fuego con el movimiento para que así el movimiento vaya a la velocidad de la respiración rápida y fuerte. 2 ½ minutos.

   Hasta la persona más impotente y deprimida del mundo puede llegar a revigorizarse con este asana. La clave está en lograr mantener el equilibrio en postura de vaca, tocar la parte trasera de los glúteos para estimular el nervio ciático y de nuevo regresar a postura de vaca.

2. Recuéstate sobre la espalda. Medita en el sonido del eco celestial del gong. Contrae el ombligo con cada toque del gong y sostenlo hasta el siguiente toque, luego suéltalo e inmediatamente contráelo de nuevo. Hazlo durante 4 minutos. (Secuencia de toque sugerida: un toque cada 8 segundos).

3. Regresa suavemente a postura fácil, estira los brazos y agita las manos vigorosamente. 15 segundos.

51

KRIYA PARA DESHACERSE DE TU PARANOIA MENTAL

Una paranoia es un desequilibrio de nuestra mente que da lugar a la aparición de una idea fija que se queda en bucle. Suele estar basada en algo que no ha sucedido, pero que para la persona que la sufre ha sido real y lo interpreta como una conspiración contra ella. Esta idea o pensamiento se convierte en una idea obsesiva en la que la persona siente que las acciones de los demás tienen la intención de hacerle daño, sin que se dé cuenta de que la situación es totalmente falsa y absurda. Este kriya está diseñado para liberarnos de esas pequeñas paranoias que a veces nos atrapan.

Práctica n.º 51 de Kundalini Yoga

1. Siéntate en una postura yóguica meditativa. Saca la lengua fuera, no completamente, solo relaja la lengua. Con el diafragma, exhala con fuerza a través de la boca sobre la lengua relajada. A esto se le llama «respiración de la paranoia». Es una respiración pesada y profunda del diafragma. 1 ½-3 minutos.

   COMENTARIOS: «¡Siente miedo! Respira pesadamente desde el diafragma. Puedes pensar que es un chiste. Pero si lo haces veinte veces al día nunca tendrás pesadillas. Esta respiración no es una broma. Si la practicas, habrá dos cosas que nunca te afectarán. Una es la histeria, la otra es la paranoia. Es una respiración yóguica. Solo hay que hacerla en el caso de una emergencia natural. Te estamos pidiendo que la hagas en una situación de emergencia de forma consciente. Quiero que la hagas empujando el diafragma. Cuando te ataque la paranoia, contraatácala con esta respiración».

   Yogui Bhajan

2. Abre la boca y haz respiración de fuego a través de la boca redondeada. Muy rápido y fuerte. 30 segundos.

3. Coloca las manos en Ravi Mudra: dedos anulares y pulgares juntos. Los otros tres dedos están estirados y separados, rígidos. Ahora colócalas frente al pecho. Solo los dedos giran

entre sí, no la mano entera. Muévete tan rápido como puedas. 4 minutos. Para terminar: inhala profundamente, cierra los ojos y entrelaza las manos en el centro del corazón.

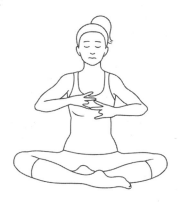

COMENTARIOS: «Si haces este ejercicio realmente rápido, tus fosas nasales comenzarán a sentir presión en ida y pingala. Entonces estarás en un estado muy impulsivo, justo en ambos lados, donde comienzan ida y pingala. Esto es todo lo que estamos buscando. De hecho, buscamos esta presión y el momento en que la nariz comienza a mostrar un color rojo en el aura. Quiero esa gran nariz. La llaman nariz de payaso».

YOGUI BHAJAN

4. Medita con las manos agarradas en el centro del corazón. La mano derecha está por encima de la izquierda, el agarre es firme. Los ojos están cerrados y enfocados en las manos. Se toca el gong. 7 minutos.

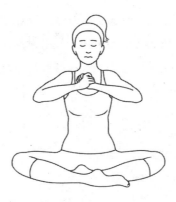

5. Relaja las manos hacia abajo y continúa meditando con el sonido del gong. El cuerpo se ajustará de manera natural. (Durante los últimos 5 minutos se escucha *Beloved God,* de Singh Kaur, sobre el sonido del gong). Total: 8 minutos. Concéntrate mentalmente en el sonido, no en las palabras.

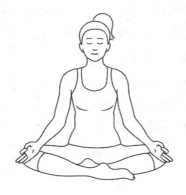

6. Comienza a hacer la respiración de fuego. 30 segundos. Ahora comienza a aplaudir con las manos sobre la cabeza, ¡rápida y poderosamente! 30 segundos.

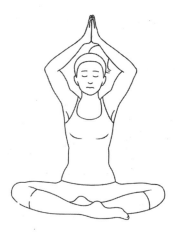

7. Repite el ejercicio 3. 1 minuto.

8. Repite el ejercicio 1: respiración poderosa de paranoia. Mueve el cóccix. Empújalo. 1 minuto.

9. Repite el ejercicio 2: respiración de fuego a través de la boca redondeada. 15 segundos.

10. Relájate.

Recomendación: toma zumos y mucho líquido después de esta meditación. Nada sólido. También toma líquidos al día siguiente.

COMENTARIOS: «Esta meditación es para deshacerte del imbécil que hay en ti».

YOGUI BHAJAN

52

ALIVIAR TU ESTRÉS
ELEMENTAL

Cuando te des cuenta de que estás en un estado de estrés permanente y de que no eres capaz de relajarte ni de hacer ejercicio físico y tomar conciencia de tu cuerpo, este kriya puede ser de gran ayuda. A mí me va muy bien alguna de estas actividades dependiendo del momento y del espacio. Bailar en la naturaleza como si nadie me estuviese viendo; si estoy en la ciudad, salir a pasear por un parque; hacer el pranayama de «cuidado de uno mismo»; irme a la cama temprano, y meditar antes de acostarme.

1. Siéntate en postura fácil. Empieza a aplaudir con las manos en la siguiente secuencia:
   a) Da una palmada en el muslo.
   b) Aplaude enfrente de tu pecho.
   c) Abre las manos en una V.
   d) Luego, aplaude de nuevo frente al pecho.
   e) Da una palmada en el muslo para cerrar el ciclo.

Repite el ciclo. (Al repetir el ciclo, palmearás en tus muslos dos veces y así comenzará cada ronda). Crea un ritmo. 3 minutos. Para terminar: inhala profundamente y retén la respiración durante 15 segundos. Cierra los ojos y aparta todo pensamiento de tu mente. Exhala. Repite reteniendo la respiración durante 10 segundos. Inhala y retén la respiración durante 10 segundos, inhala un poco más, y sin exhalar, retén otros 10 segundos, luego exhala.

«Estarás libre de estrés en exactamente 3 minutos. No hay nada más que hacer. Un, dos, tres, cuatro, cinco. Un, dos, tres, cuatro, cinco. Eso es, es musical, tu cuerpo empezará a soltar el estrés elemental».

YOGUI BHAJAN

2. Comienza a aplaudir de nuevo en la misma secuencia del ejercicio 1, durante 1 minuto más. Para terminar: inhala y retén la respiración durante 10 segundos. Exhala y relájate.

3. Junta las palmas de las manos frente al centro de tu pecho. Los dedos de las manos están juntos y los pulgares se cruzan. Golpea los codos contra las costillas. Hazlo rápido y con fuerza. 3 minutos. Para terminar: inhala y retén la respiración durante 10 segundos, presiona con los codos las costillas con mucha fuerza. Exhala. Inhala y retén la respiración durante otros 10 segundos, y aprieta nuevamente los codos contra las costillas. Exhala. Inhala y retén la respiración 30 segundos; luego exhala.

4. Siéntate con los codos relajados, los dedos de las manos están lo más abiertos posible, y las manos enfrente de los hombros con las palmas mirando hacia delante. Cruza las manos enfrente de tu cara, como si fueras un niño diciendo «no, no». Crea tu propio ritmo. 2 ½ minutos. Para terminar: inhala, retén la respiración durante 10 segundos, exhala. Repite dos veces más y sacude las manos.

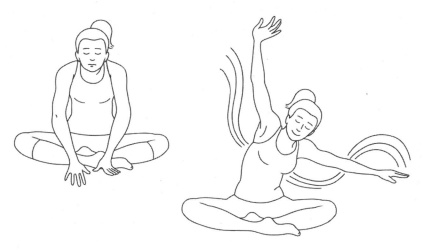

5. En postura fácil trae las manos al suelo, colócalas enfrente de ti. Deja que la columna se doble ligeramente. Comienza a golpear el suelo siguiendo el ritmo de la música. Cierra los ojos y muévete rítmicamente. 3 ½ minutos. Música: (tambores Punjabi's). Relájate. Deja que el cuerpo se mueva con el ritmo.

6. Ahora comienza a bailar en postura fácil. Juega con el ritmo. Deja que tus hombros bailen. 7-10 minutos. Para terminar: inhala, retén la respiración y luego exhala. Repítelo dos veces más.

   Para deshacerte de la artritis tienes que mover las costillas y crear equilibrio entre el calcio y el magnesio. Deja que tu cuerpo cambie la química, relájate y libera toda la tensión. ¡Baila! Date una oportunidad.

7. Pon las manos en el centro del corazón, mano derecha sobre la izquierda con los antebrazos paralelos al suelo, una palma sobre la otra. Cierra los ojos y duerme mientras que se toca el gong. 8 ½ minutos. Rítmicamente, siéntate derecho e hipnotízate, duérmete.

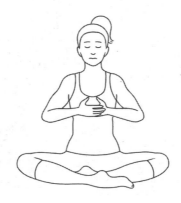

8. Escucha y canta el Chattr Chakkr Vartee. 1 minuto. Si no conoces el mantra intenta copiar los sonidos.

Chattr chakkr vartee, chattr chakkr bhugatay
Suyumbhav subhang sarab daa sarab jugtay Dukaalang
Pranaasee dayaalang saroopay Sadaa ang sangay
Abhangang bibhootay

(Son las últimas cuatro líneas del Jaap Sahib.
escrito por Gurú Gobind Singh).

Traducción:
En todas las cuatro direcciones, tú eres dominante.
En todas las cuatro direcciones, tú eres el que goza.
Tú eres autoiluminado y estás unido con todos.
Destructor de malos tiempos, incorporación de la piedad.
Tú estás siempre dentro de nosotros.
Tú eres el eterno dador de poder indestructible.

53

KRIYA CON GONG
PARA DESARROLLAR
LA CONFIANZA EN UNO MISMO

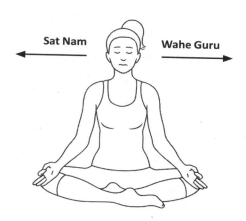

Puedes atravesar cualquier montaña, cualquier océano, cualquier adversidad de la vida con solo una cosa: la confianza en ti mismo.

YOGUI BHAJAN

Si te falta confianza, tenderás a boicotear inconscientemente tus objetivos y tus sueños. Tu autoestima es baja y esto se refleja en tu trabajo y en tus relaciones. Te cuesta más tomar decisiones y te vuelves más sensible a las críticas. Para desarrollar la confianza en uno mismo debemos tener fe en nuestro infinito potencial. Tienes que darte cuenta de que la confianza es una creencia. Es la creencia de que tú vales, de que tú te lo mereces. Perdemos la confianza cuando no somos capaces de mantener las promesas que nos hemos hecho a nosotros mismos. Tener confianza en uno mismo está muy relacionado con la capacidad para afrontar tus miedos. Con la capacidad de mostrar tu esencia, de ser tú en todas las situaciones que nos depara la vida.

Práctica n.º 53 de Kundalini Yoga

POSTURA: siéntate en una postura cómoda, con la columna recta.

MUDRA: Gyan Mudra.

MIRADA: ojos cerrados. Concéntrate en la punta de la nariz.

MANTRA: gira la cabeza hacia la derecha mientras cantas «Sat Nam». Gira la cabeza a la izquierda y canta «Wahe Guru».

PARA FINALIZAR: inhala, retén, exhala. Obsérvate.

TIEMPO: Continúa en un ritmo estable durante 11 minutos. Esta meditación puede hacerse hasta 31 minutos.

COMENTARIOS: cuando te giras a la derecha, te personificas a ti mismo como identidad inseparable de la verdad. Cuando giras la cabeza hacia la izquierda, tu confianza se concentra en la sabiduría infinita. Esto te da autoconfianza.

NOTA: Si tocas gong, percute en el 3 para Sat Nam y en el 9 para Wahe Guru.

ESTRUCTURA DE UNA CLASE DE KUNDALINI YOGA EN 10 PASOS

Sintonizándonos con el Adi Mantra: Para centrarnos y crear una conexión de nuestra conciencia individual con la conciencia universal y prepararnos para la práctica de Kundalini Yoga, cantamos el Adi Mantra (Ong Namo Guru Dev Namo) en Pranam Mudra (postura de oración) tres veces. Este mudra crea armonía, neutralidad y receptividad.

El Adi Mantra nos conecta con la cadena dorada, la chispa interna que nos une con los maestros y los santos que nos han precedido en este camino. El Adi Mantra nos centra en el ser superior.

1. Cantar el Mangala Charn Mantra:

Aad Gure Nameh, Llugad Gure Nameh,
Sat Gure Nameh, Siri Guru Deve Nameh

Cantamos el Mangala Charn Mantra tres veces después del Adi Mantra. Es un canto de protección y guía. Rodea el campo electromagnético con luz protectora y limpia las nubes de duda.

2. Pranayama: Kundalini Yoga mueve la energía, y el pranayama es la herramienta vital en este proceso. Tomar conciencia de nuestra respiración requiere concentración. La respiración regula la energía de la vida, la cualidad de las emociones y la capacidad para dirigir la mente. Aprender a respirar es uno de los primeros pasos para energizar el cuerpo y acallar la mente antes de iniciar el kriya.

3. Kriya: «Kriya significa acción, una acción que debe germinar la semilla» (Yogui Bhajan). Un kriya es un ejercicio o grupo de ejercicios con un objetivo específico que trabajan para lograr un resultado, pues inician una secuencia de cambios físicos y mentales que afectan simultáneamente al cuerpo, a la mente y al espíritu.

4. Relajación: después del kriya debemos relajarnos profundamente tumbados sobre la espalda. El estado de conciencia que experimentamos en esta relajación profunda no solo será sueño. La relajación profunda altera el equilibrio glandular en la sangre y también el funcionamiento del cerebro. Durante una relajación profunda ocurren muchos cambios bioquímicos y energéticos conforme se asimilan los efectos del kriya en el interior de la psique y el cuerpo, lo que permite que la energía y los efectos físicos se distribuyan por el cuerpo. Tocaremos o reproduciremos

gong en todas las relajaciones después de un kriya. Mi recomendación es que toques 11 minutos y dejes 3 más de silencio.

6. Meditación: «La meditación es el control creativo de tu ser interior donde el infinito puede hablarte» (Yogui Bhajan).

La meditación favorece el cambio de vibración de la mente permitiendo modificaciones de nuestros patrones mentales y hábitos no constructivos, limpia nuestros «samskaras», tendencias o impresiones del cuerpo sutil que determinan nuestra personalidad. Es una técnica que nos ayuda a despertar los recursos internos para poder enfrentar los retos que nos presenta la vida de una forma consciente y tener la seguridad de responder a ellos con una actitud tranquila y sentirnos en paz con nosotros mismos.

7. «El eterno sol» y Sat Nam: el yoga es una reverencia, y en ese estado de entrega y meditación debemos desarrollar nuestra devoción y agradecimiento al universo y a todo. Por ello cantamos «El Eterno Sol» y Sat Nam.

8. Oración: agradecemos con una oración la experiencia vivida en la clase.

9. Postrarse: finalmente, alumnos y profesor nos saludamos llevando la cabeza hacia el suelo debajo del corazón como signo de respeto y agradecimiento hacia el infinito. Saludar de este modo es un ejercicio que lleva la circulación al cerebro y, por lo tanto, se estimula el proceso de absorber

lo que fue enseñado. Su sentido radica en ir más allá de la sencilla aceptación mental de las enseñanzas y abrir el corazón para recibirlas.

10. Creando Sangat: abrimos un espacio para socializarnos, comparar experiencias y resolver dudas compartiendo una infusión.

LOS MANTRAS USADOS
EN ESTE LIBRO

CHATTR CHAKKR VARTEE

Chattr chakkr vartee, chattr chakkr bhugatay
Suyumbhav subhang sarab daa sarab jugtay Dukaalang
Pranaasee dayaalang saroopay Sadaa ang sangay
Abhangang bibhootay

(Son las últimas cuatro líneas del Jaap Sahib escrito por
Gurú Gobind Singh).

Traducción:

En todas las cuatro direcciones, tú eres dominante.
En todas las cuatro direcciones, tú eres el que goza.
Tú eres autoiluminado y estás unido con todos.
Destructor de malos tiempos, incorporación de la piedad.

Tú estás siempre dentro de nosotros.

Tú eres el eterno dador de poder indestructible».

Este mantra elimina el miedo, la ansiedad, la depresión, y fobias. Atrae la victoria a tus esfuerzos. Infunde coraje e intrepidez a la fibra de cada persona. Da «Saahibi», control sobre el dominio de uno, autocomando y gracia propia. Canta este mantra cuando tu posición esté en peligro, cuando tu poder esté debilitado.

«Chattr Chakkr Vartee es el mantra para el chakra corazón, te dará energía directa cuando te estés hundiendo, si conoces este mantra y puedes cantarlo, tú mismo puedes recuperarte totalmente».

YOGUI BHAJAN

EK ONG KAR SAT GUR PRASAAD, SAT GUR PRASAAD EK ONG KAR. (SIRI MANTRA)

«Dios y nosotros somos uno. Yo sé esto por la gracia del verdadero Gurú. Yo sé esto por la gracia del verdadero gurú. Que Dios y nosotros somos uno».

Este mantra en un «gatka shabd»: aquel que invierte la mente. Es la esencia del Siri Guru. Si el mantra se canta cinco veces detendrá a la mente. El Siri Guru se asentará en tu corazón.

Puede parar cualquier cosa negativa. Es tan fuerte que logra elevar al ser más allá de la dualidad y establecer el flujo del espíritu. Este mantra hace a la mente tan poderosa que elimina todos los obstáculos. Sus efectos positivos suceden rápido y duran mucho tiempo.

Necesita ser cantado con reverencia, en un lugar de reverencia. Este mantra te dará una gran intuición. Después de cantar este mantra, cualquier cosa que digas se amplificará y creará con gran fuerza. Así que ten una proyección positiva y no digas nada negativo por un tiempo.

GURU GURU WAHE GURU GURU RAM DAS GURU

«Grande es aquel que sirve a Dios».

Este mantra fue dado a Yogui Bhajan por Gurú Ram Das en su cuerpo astral. Así como Gurú Ram Das era conocido por la humildad y la capacidad de curación, este mantra lleva la vibración de sanación e imparte humildad en los que cantan.

HAR HARE HARI

Este es un Shakti mantra más un Bhakti mantra. Expresa las tres cualidades de la palabra «Har» (jar), la infinidad creativa: semilla, flujo y conclusión, hacia el infinito. Este mantra puede llevarte a través de cualquier bloqueo en la vida.

«Har» significa creatividad infinita, un nombre de Dios. «Hare» es otra forma. «Hari» es la forma activa de la creación. Una posible traducción es: «El único, el proyectado, el fusionado».

RA MA DA SA, SA SAY SO HUNG

«Ra» es el sol, «Ma» es la Luna, «Da» es la tierra y «Sa» es infinito. «Say» es la totalidad del Infinito, y «So Hung» significa «yo soy tú». Este mantra combina Tierra (Ra Ma Da) y Éter (Sa Say So Hung), con Sa como la palabra conectora.

Al cantarlo despertamos la energía de sanación que hay dentro de nosotros y en nuestro mundo. Es un mantra de sanación y es una afinación del ser con el universo. Da equilibrio. Estos ocho sonidos estimulan el flujo kundalini en el canal central de la columna para la sanación.

WAHE GURU WAHE JIO

Wahe Guru: más allá de la descripción, es la experiencia de la sabiduría de Dios. Wahe Jio: más allá de la descripción, es la experiencia de Dios bendiciendo el alma.

Lo podemos traducir como: «El éxtasis de la conciencia».

Yogui Bhajan nos dio este mantra como un simple remedio para liberarnos de la ira. Canta este mantra cuando sientas enfado o necesites liberar una frustración reprimida.

Se canta «Wahe Guru, Wahe Guru, Wahe Guru, Wahe Jio».

Cuando la lengua golpea el paladar superior, estimula los puntos meridianos que impactan en el tálamo. Te calmarás. El poder sagrado de las palabras alterará tu estado emocional.

SA TA NA MA

Sa: infinito, totalidad del cosmos
Ta: vida (nacimiento de forma desde el infinito)
Na: muerte (o transformación)
Ma: renacimiento
«Panj» significa «cinco» y expresa los cinco sonidos primarios del universo (SSS, TTT, NNN, MMM y AAA), es la forma atómica o naad del mantra Sat Nam. Se utiliza para incrementar la intuición, equilibrar los hemisferios cerebrales y crear un destino para alguien, cuando no existía ninguno. Este mantra describe el ciclo continuo de la vida.

SAT NAM

«Sat» es verdad, «Nam» significa identidad, o llamar la verdad. «La verdad es nuestra identidad».

Es un mantra Semilla (Bij Mantra). Dentro de la semilla está el conocimiento y el potencial del árbol que crecerá. Cantar este mantra despierta el alma y te da tu destino. También equilibra los cinco elementos (Tatvas).

HARI NAM SAT NAM HARI NAM HARI HARI NAM SAT NAM SAT NAM HARI

Hari Nam significa «el nombre de Dios». «Sat Nam» significa «verdad es Su nombre».

Hari Nam alinea el poderoso flujo creativo de la vida con nuestra identidad y destino personal.

La segunda parte del mantra alinea nuestra intuición con nuestra intención, de manera que la mano invisible del espíritu respalde nuestra realización.

Este es un mantra de prosperidad que nos ayudará a alinearnos con el flujo creativo del universo.

HUMMEE HUM BRAHM HUM

«Nosotros somos nosotros, nosotros somos Dios».

Literalmente significa que nosotros somos el espíritu de Dios. Es el espíritu total. El espíritu total representa a Dios. Fija la identidad a su realidad verdadera.

ESTIRAMIENTO DEL GATO

Puedes empezar llevando la rodilla izquierda hacia el pecho. Coloca la mano derecha en la parte externa de la rodilla izquierda y llévala hacia el suelo del lado derecho. Deja el brazo izquierdo estirado y procura no levantar el hombro izquierdo del suelo. Mantente así unos segundos y repite con la otra pierna, hacia el otro lado.

1. MUDRA DE VENUS

Si eres hombre: entrelaza los dedos, colocando el dedo meñique de la mano izquierda en último lugar y el pulgar de la mano derecha colócalo en el área carnosa del dedo pulgar izquierdo. Esta área es conocida como el monte de Venus, la cual activa la energía sensual y sexual. En las mujeres, se cambia la posición del dedo meñique de la mano derecha colocándolo al final (así, el pulgar izquierdo queda encima).

Efectos: este mudra promueve el equilibrio glandular y

contribuye a la habilidad de concentrarte fácilmente mientras meditas.

2. RESPIRACIÓN DE FUEGO

Es una poderosa respiración yóguica. Es dinámica, con el ombligo moviéndose hacia adentro y afuera. Mientras, el diafragma se mueve arriba y abajo.

Beneficios:

- Si la haces desde 3 minutos diariamente, limpias tus pulmones y la sangre.
- Libera toxinas y depósitos desde los pulmones, las membranas mucosas, los vasos sanguíneos y otras células.
- Expande la capacidad pulmonar y aumenta la fuerza vital.
- Fortalece el sistema nervioso para resistir el estrés.
- Repara el equilibrio entre el sistema nervioso simpático y el parasimpático.
- Fortalece el chakra del ombligo, tercer chakra.
- Aumenta la resistencia física y te prepara para actuar con eficacia.
- Ajusta el campo psico-electromagnético del aura para que la sangre se llene de energía.
- Reduce los impulsos adictivos de los medicamentos, el tabaquismo y los malos alimentos.
- Aumenta el suministro de oxígeno al cerebro, lo que facilita una mente centrada, inteligente y neutral.

- Estimula el sistema inmunológico y puede ayudar a prevenir muchas enfermedades.
- Promueve la sincronización de los biorritmos de los sistemas del cuerpo.

Cómo hacerla: pon los dedos en tu punto umbilical. Contrae el ombligo hacia dentro y arriba para crear una poderosa exhalación. Usa los dedos para sentir si tu ombligo está yendo hacia dentro y arriba en la exhalación. Luego relaja el ombligo, dejando que la inhalación llene tus pulmones. Usa los dedos para sentir si tu ombligo está yendo hacia abajo y afuera en la inhalación. Respira a través de la nariz. Escucha tu respiración. La inhalación y la exhalación deben tener la misma duración. Relaja los hombros y deja que tu abdomen haga el trabajo. Cuando ya domines la técnica debes hacer tres respiraciones (inhalación y exhalación) por segundo, entonces estarás haciendo respiración de fuego.

Una advertencia sobre las primeras veces que realices esta respiración: es importante no hacer respiración de fuego demasiado rápido hasta que domines la técnica básica. Comienza despacio y con ritmo. Permítete hacer la respiración de fuego en aquel nivel que sea cómodo para ti, para luego incrementar el ritmo paulatinamente (una respiración por segundo o más lento está bien para comenzar. Trabaja gradualmente hasta llegar a tres respiraciones por segundo).

Precauciones:

- Mujeres embarazadas. Después del tercer mes de embarazo deben reemplazar la respiración de fuego por otras respiraciones.

Otros:

- Si te mareas haciendo respiración de fuego deberías detenerte y reemplazarla por respiración normal.
- Si sufres de vértigo debes hacer esta respiración con precaución.
- Si estás en tu periodo menstrual puedes hacer respiración de fuego más lenta para no aumentar tu flujo.
- Si sufres de tensión alta, problemas de corazón, epilepsia o problemas gástricos debes realizarla con precaución y con la autorización de tu médico.

4. RESPIRACIÓN DE CAÑÓN

Esta no es más que una respiración de fuego hecha a través de la boca.

Los labios forman una «O», y el aire se toma a través de ellos de tal manera que notes su presión en las mejillas, pero estas no se hinchan en ningún momento. Luego se suelta el aire con fuerza. Por lo tanto, deberás expulsar el aire con fuerza a través de los labios y meter el ombligo hacia dentro.

Beneficios:

- Limpia y fortalece el sistema nervioso parasimpático.
- Activa y ajusta la actividad digestiva.

5. SAT KRIYA

Sat Kriya es uno de los kriyas más importantes en la práctica de Kundalini Yoga, ya que contiene casi todos los beneficios de este tipo de yoga. Es muy eficaz en la reparación de nuestro cuerpo físico gracias a la purificación interna que genera al bombear y elevar la energía desde el punto del ombligo.

POSTURA: sentado sobre los talones en postura de roca, con la espalda completamente recta. Extiende los brazos hacia arriba con los codos por detrás de las orejas, luego abre bien el pecho y mantén una ligera inclinación de la barbilla hacia el pecho, para estirar el cuello.

MUDRA: une las palmas y entrelaza todos los dedos, excepto los dedos índices de cada mano que quedan extendidos hacia arriba. Las mujeres cruzan el pulgar izquierdo sobre el derecho. Los hombres cruzan el pulgar derecho sobre el izquierdo.

MIRADA: ojos cerrados con la concentración en el tercer ojo.

MANTRA: Sat Nam.

Canta el mantra con una velocidad constante alrededor de 8 veces cada 10 segundos.

Al inhalar haz una contracción con fuerza del ombligo hacia dentro y hacia arriba contra la columna, proyecta tu voz poderosamente cuando cantes «Sat» desde el punto del ombligo hacia el sexto chakra. Al exhalar, relaja el abdomen y canta «Nam» con voz más suave y relajada. Para terminar, inhala, aplica la cerradura de raíz y sube la energía desde la base de la columna hasta la parte de arriba del cráneo. Exhala, sostén la respiración y aplica todas las cerraduras. Inhala, exhala y relaja. Túmbate sobre la espalda en postura de relajación con los brazos pegados al cuerpo, las palmas hacia arriba y las piernas estiradas.

TIEMPO: de 3 a 11 minutos.

COMENTARIOS: se recomienda practicar Sat Kriya cuando hay problemas de salud tanto físicos como mentales. Es importante mantener con disciplina la postura correcta, se recomienda a los principiantes no hacer más de tres minutos. Su práctica regular fortalece el sistema nervioso, mejora el funcionamiento del sistema digestivo, tonifica los riñones y libera los miedos. Ayuda a canalizar la energía sexual y crea una visión más consciente de nuestra verdadera identidad.

Sat Kriya tonifica el sistema nervioso calmando los desequilibrios emocionales, al tiempo que canaliza las energías relacionadas con el segundo chakra (creatividad y sexualidad), de tal forma que se pueden eliminar y liberar muchas fobias relacionadas con el poder, la capacidad y el comportamiento sexual.

AGRADECIMIENTOS

Este libro es la materialización de mi agradecimiento a las personas que han influido en mi vida para que hoy pueda compartir mi experiencia e inspirar a los que quieren tomar las riendas de sus vidas.

Doy las gracias a mi padre por mandarme a una universidad a la que no quería ir. Como consecuencia de ello, mi educación financiera y empresarial me ha permitido prosperar en los distintos entornos en los que he vivido. A mi madre, por recordarme en cada uno de mis cumpleaños que estoy en el mejor momento de mi vida. A Imma, Kani y Belén por empujarme al camino de Kundalini Yoga. A todos los grandes maestros que han hecho posible, generación tras generación, que estas enseñanzas milenarias llegasen a Occidente. A Don Conreux por compartir su sabiduría y abrir mi corazón. A Víctor y a Marta por elegirme como padre. A Prem, por ser mi gran mentora y maestra; por enseñarme que la vida es un flujo continuo de aprender, compartir y amar. A todas las personas que han participado en mis eventos, formaciones o sesiones individuales. A todas las que me han contratado, porque cada una de ellas me ha ayudado a sanar y a elevar mi nivel de conciencia.

BIBLIOGRAFÍA

BHAJAN, Yogui, *Bella y esbelta con Kundalini Yoga*, Nam Publishers, 1978.

—, *Conferencias y meditaciones del nuevo milenio*, Asociación Española de Kundalini Yoga, 2020.

—, *El maestro de la era de acuario*, Kundalini Research Institute, 2007.

—, *El poder curativo del Kundalini Yoga*, Nam Publishers, 1998.

—, *Manual de kriyas para instructores de Kundalini Yoga*, Nam Publishers.

—, *Meditaciones para el nuevo milenio*, Nam Publishers, 2000.

—, *Praana Praanee Praanayam*, Kundalini Research Institute, 2006.

«Caminos de prosperidad», *Aquarian Times*, vol. 5, n.º 3 (mayo-junio de 2006).

DISPENZA, Joe, *Deja de ser tú: la mente crea la realidad*, Barcelona, Urano, 2012.

—, *Desarrolla tu cerebro: la ciencia de cambiar tu mente*, La Esfera de los Libros, 2008.

—, *Sobrenatural*, Barcelona, Urano, 2018.

GODDARD, Neville, *La fe es la fortuna*, Barcelona, Ediciones Obelisco, 2008.

KAUR KHALSA, Mahankirn, *Three Min Start. Simple Techniques to Radically Improve Mood and Performance*, Boundlotus, 2012.

KAUR KHALSA, Mukta, *Meditaciones para combatir conductas adictivas*, Asociación Española de Kundalini Yoga, 2018.

SAGAN, Carl, *Cosmos*, Barcelona, Planeta, 1987.

SINGH, Vikrampal, *Gong meditaciones*, Sevilla, Punto Rojo Libros, 2.ª edición, 2019.

Transformación, vol. 1, Asociación Española de Kundalini Yoga, 2010.

Transformación, vol. 2, Asociación Española de Kundalini Yoga, 2010.

Páginas web consultadas

<https://www.aeky.es>.
<https://www.3ho.org/>.
<https://www.ikyta.org/>.
<https://www.libraryofteachings.com/>.
<https://elcaminodelgong.com/>.
<https://www.vikreative.es/kundalini/>.
<https://kundaliniresearchinstitute.org/>.

VIKRAMPAL

Jamás pensé que tendría un nombre espiritual. Cuando lo recibí, me quedé muy sorprendido. La raíz coincidía con la misma que uso desde que era adolescente y con la forma familiar que usan mis amigos para nombrarme: Vik.

El poder de un nombre espiritual es que cuanto más lo dices y más escuchas tu nombre, más penetra en tu ser. Y cuanto más experimentas su poder, más se manifiesta en tu vida. Vikrampal, el valiente, gran protector, lleno de heroísmo y valor, invencible, siempre en acción.

Nací un 30 de enero, en una familia que me ha dado maravillosas oportunidades para trabajar mi karma. Mi núcleo familiar está muy marcado por el asesinato de mi abuelo paterno pocos días antes del comienzo de la guerra civil en España. Mi abuelo materno también murió muy joven.

La muerte marcó mi infancia. Yo llegué después de la pérdida de uno de mis hermanos. Sanar este dolor, en mis padres y mi hermana, ha sido una parte muy importante de mi camino.

Entender la muerte, comprender su significado, ha sido

algo que siempre me ha intrigado. La búsqueda de esta respuesta me llevó a realizar un voluntariado en la unidad de paliativos de la fundación San José (Madrid). Durante las dos temporadas que estuve allí, pude aprender mucho sobre la muerte y las distintas formas de morir. Hice muchos amigos, pero me duraron muy poco. Descubrí por qué algunas personas mueren plácidamente y otras transitan por un proceso doloroso, con mucho sufrimiento y lo que es más sorprendente, muchas llegan solas, sin sus familiares, a esa recta final.

Cuando encontré el sentido de la muerte, descubrí el sentido de la vida.

El 15 de marzo de 2009, recibí una visita en casa, «un encuentro en tercera fase», que me empujó a cambiar radicalmente mi estilo de vida, a conectarme con mis dones, a entender y aceptar mi misión. A partir de ahí, comencé un proceso de transformación, crecimiento y apertura de conciencia que me ha traído hasta aquí, donde tengo la oportunidad de compartir el camino contigo.

En octubre de 2021, meditando en el Desierto Blanco (Egipto), justo antes del amanecer, tuve una revelación. Se me dio la oportunidad de tomar una decisión sobre mi futuro. Y elegí.

En esa visión, había un compromiso: subir el monte Sinaí el día de mi próximo cumpleaños, el 30 de enero de 2022 (luna nueva en aries). Y allí fui con Prem, en un viaje iniciático. Ascendimos caminando durante más de cinco horas a 4 grados bajo cero, hasta que llegamos al último tramo; 750 escalones nos separaban de la cima. A las 6.30 estábamos en la cumbre, meditando, celebrando un nuevo día con la salida del sol, y en ese instante tuve otra revelación referente a mi misión y a mi visión.

Y este es mi sueño que comparto contigo y al que entrego mi vida: que llegue un día en el que cuando vayamos al médico de cabecera, con síntomas de estrés, ansiedad, insomnio, depresión... o estemos en un proceso posoperatorio, nos ofrezcan la posibilidad de elegir entre un fármaco, un baño de gong o una combinación de ambos. Que llegue un día en que en todas las casas haya una habitación de meditación con un gong. Que encontremos en nuestro hogar un espacio de silencio, de quietud, de relajación, de armonización, de estar a solas con uno mismo, donde podamos tocar el gong para uno mismo y para nuestros familiares y amigos.

Si esta visión resuena en ti, no dudes en contactarme.

Un gong en cada casa, en cada centro de yoga, de terapia, en cada hospital, en cada empresa...

Discografía

Gong (2014). Grabado con la intención de facilitarte una experiencia de meditación y profunda relajación.

Gong for the Souls (2016). Basado en las tradiciones de Kundalini Yoga y del Gong, desarrollaron esta ceremonia para ayudar al alma en su viaje de vuelta a casa y a cortar los apegos de los seres queridos.

V Mental States (2018). La intención de V es reforzar los estados mentales positivos para que nos permitan actuar sin estar condicionados por los filtros emocionales.

BIBLIOGRAFÍA

Cristina Cerrada y Vikrampal, *Escritura y meditación*, Barcelona, Alba, 2022.

Vikrampal, *Gong meditaciones*, Sevilla, Punto Rojo Libros, 2018: en este libro descubrirás las claves para interpretar algunas meditaciones con gong y potenciar así el efecto terapéutico de las mismas. (Disponible en español, inglés y ruso).

Terapia para uno mismo de Vikrampal
se imprimió en mayo de 2024
en los talleres de
Litográfica Ingramex, S.A. de C.V.,
Centeno 162-1, Col. Granjas Esmeralda, C.P. 09810,
Ciudad de México.